すぐに使える血管吻合の技《テク》

インストラクション

マイクロサージャリー

Instruction Microsurgery

自治医科大学形成外科　菅原康志 編著

自治医科大学形成外科　去川俊二，須永　中 著

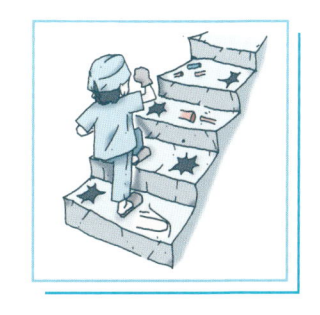

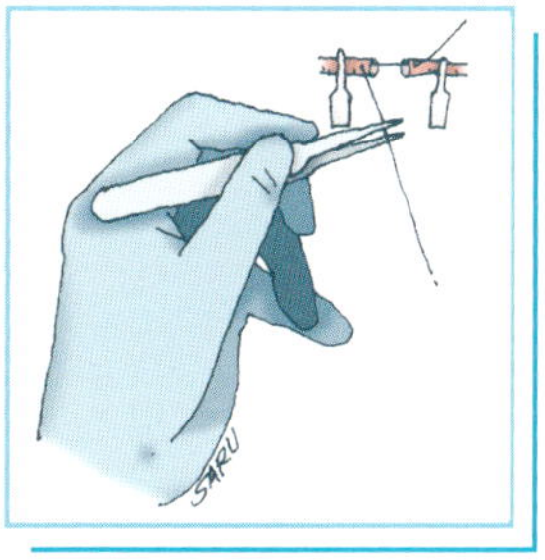
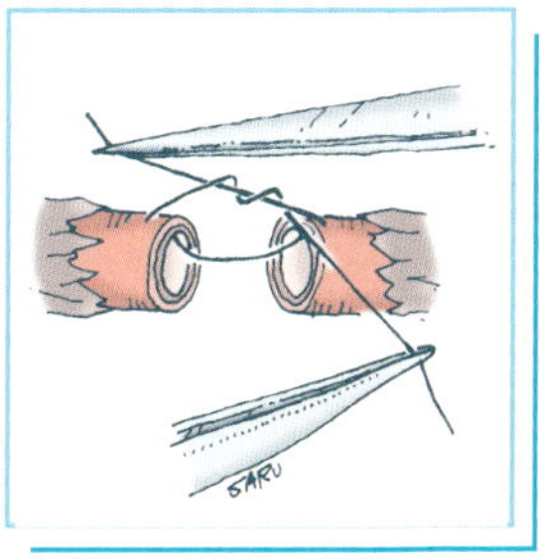
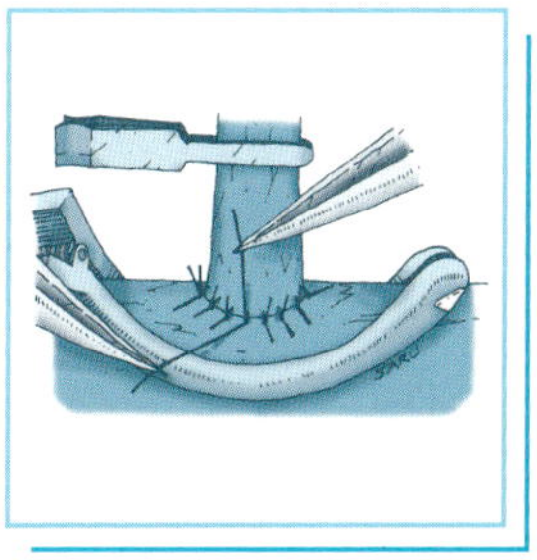
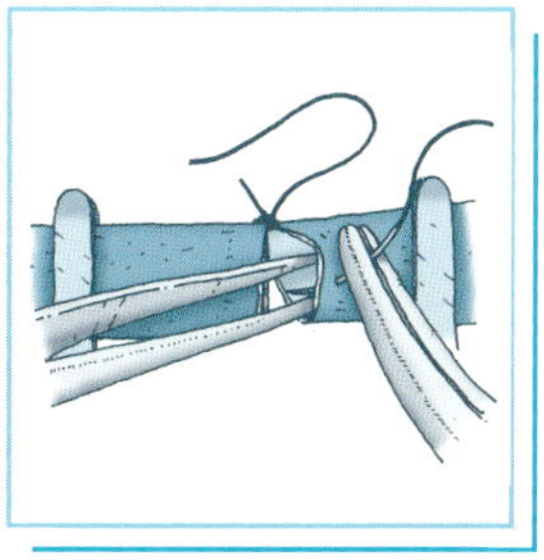

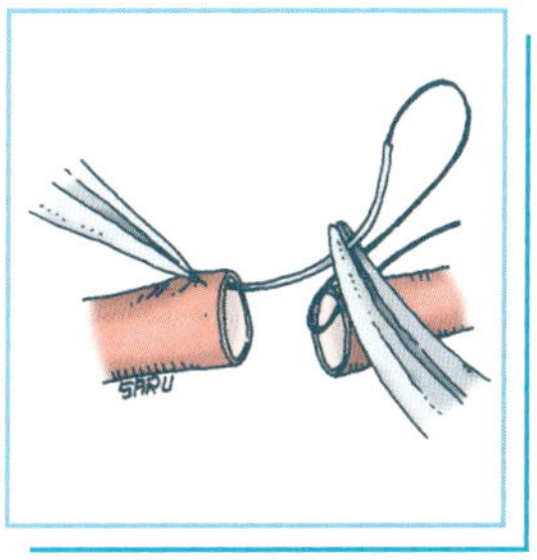
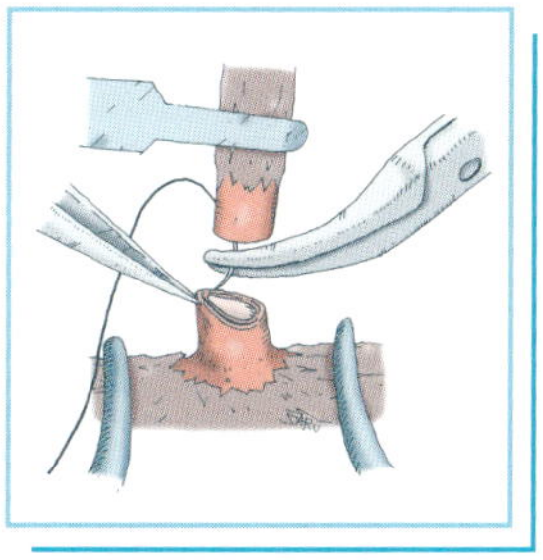
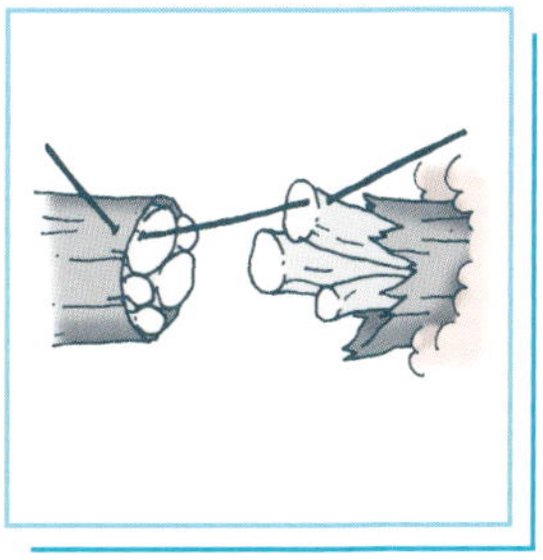
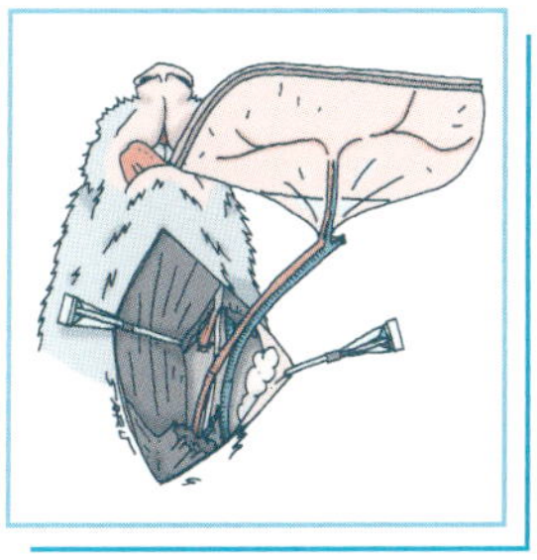

克誠堂出版

はじめに

もうずいぶん前になりますが、12年ほど在籍した東大病院から自治医大病院にチーフとして赴任することになった際、当時教授でいらした波利井清紀先生（現杏林大学教授）が、「菅原君、クラニオだけじゃ仕事にならんだろう。これからはマイクロを頑張ってやりなさい」とおっしゃって、1セットのマイクロの機器を餞別として手渡して下さいました。

マイクロサージャリーの手ほどきは東大で十分受けておりましたので、まずは手始めに切断指や外傷の再建に遊離皮弁移植などを行っていましたが、しばらくすると他科から再建の依頼が少しずつやってくるようになりました。当時はわずか3名の小さな所帯でしたが、ていねいに依頼手術をこなしていくうちに、3年後には年間40症例ほどマイクロサージャリーを行うようになったのです。

こうなると再建だけでなく、各種の臓器移植や基礎研究などにもお呼びがかかるようになり、形成外科の仕事場がどんどん広がっていきました。その後、ほどなくして講座に昇格することとなったのですが、1セットのマイクロ機器が形成外科を独り立ちさせてくれたんだと、ひとり感慨にふけっていたことを今でも憶えています。

形成外科の数ある技術の中でも、圧倒的に存在感のあるマイクロサージャリーは、もうスペシャリストだけが行う手技ではありません。基本的な技術を習得した形成外科医であれば、真皮縫合や有茎皮弁と同様に身につけるべき技術です。そして一人でも多くの形成外科医が、このすばらしい技術を使って、多くの患者さんのQOL向上に貢献して頂きたいと思います。

最後に、マイクロサージャリーの基礎と取り組む姿勢をご教授頂いた杏林大学形成外科教授・波利井清紀先生、諸事にご協力頂いた自治医科大学形成外科教室員の皆様に深謝致します。今回は、去川俊二君、須永中君との共著ですが、彼らのサポートなくして本書はありませんでした。そして克誠堂出版の大澤王子さんにはまたお世話になりました。厚くお礼申し上げます。

2009年3月

菅原康志

もくじ　CONTENTS

CONTENTS

1 マイクロサージャリーをするときの心構え

BASIC PRINCIPLES FOR MICROSURGERY

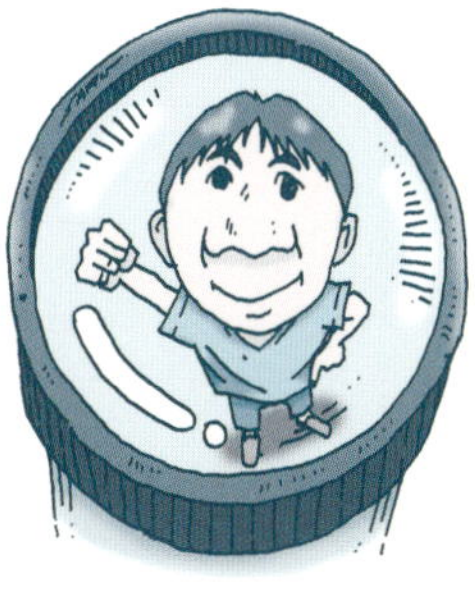

さて、まずは、マイクロサージャリーをするときの大事な心構えです。といっても、厳しいものではありません。マイクロサージャリーは患者さんを幸せにするすばらしい技術なのですから、自信を持ってのびのびとしましょう。

■マイクロサージャリーは、大変な手術なのだろうか

おそらく、手術が好きという医師にとっては、それほど大変ではないだろう。皮切を加えて求める血管にたどり着き、それをていねいに剥離して、ひとつの皮弁として挙上した時には、なんとも言えない充実感、達成感があるし、なにより皮弁が“いとおしい”感じだ。新しい所へ行っても元気で頑張ってな…とつぶやきたくなる。

そして、たおやかな動きが醸し出す吻合ワールド。「私と血管と顕微鏡」の織りなす、ある種、癒しの時間かもしれない。

いよいよ最後に血管吻合を終えてクリップをはずす瞬間。小さな心の高揚とともに細い動脈がぐうぅっと開いて、しばらくすると今度は静脈がふうっと膨らんでくる。よく帰ってきたなぁ、という感謝の気持ちになる。移植後は、少々心配な日がつづくが、１週間もすれば、よかったなぁーと、手術の成功を噛みしめることができる。そう、マイクロサージャリーは本当にとても楽しい手術なのだと思う。

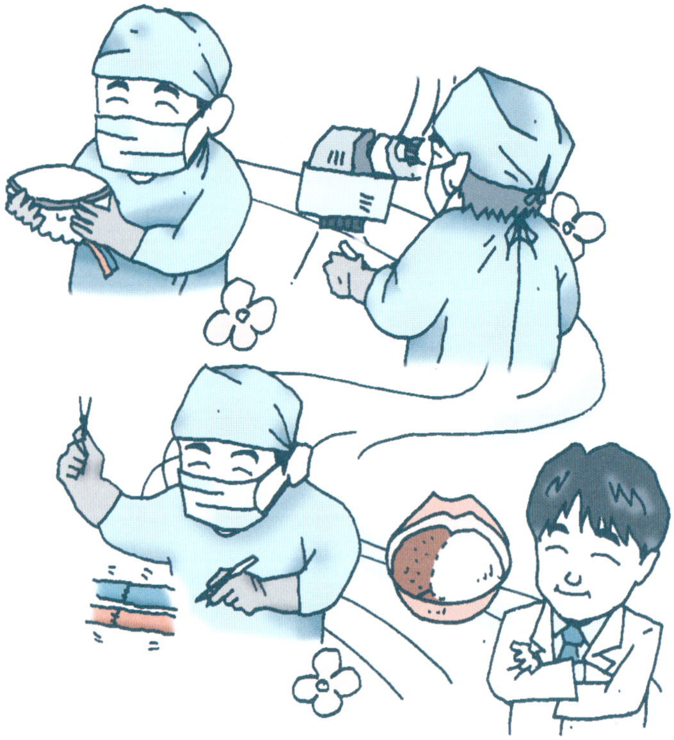

ところが、実際の臨床の場面では、ああ、しんど、もうしばらくやりたくないゎ、という経験をすることがある。そしてこういうことが立て続けに起こった時には、もうマイクロから足を洗おう…と思ってしまう。その状況は何かと言えば、そう、血栓形成による再手術だ。

血栓ができ緊急手術となったとき、しかも外来診療が立て込んでいて、オペ室に申し込みをしなくちゃ、麻酔科にも依頼しなくちゃ、あっ家族へのムンテラも…となると確かに、辛い。患者さん本人はもちろんのこと、外来診察を代診でお願いしてもらう患者さん、付き合ってもらう多くのスタッフの気持ちを思うと、かなりしんどい。そして、やはり自分自身の何かしらのミスを責める気持ちが、心の片隅に引っかかる。

ただ、マイクロサージャリーをやっていく限り、このやっかいな問題を避けることはできない。ならば、この問題とどう向き合えば、ポジティブな気持ちでマイクロサージャリーを続けていくことができるのかを、自分なりに考え整理していつも心に留め置くこと、これがマイクロサージャリーをするときの最も重要な心構えと言えよう。

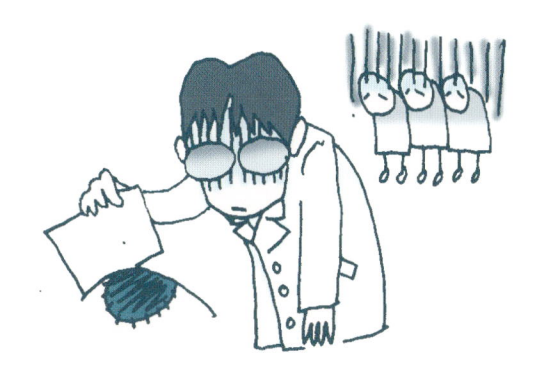

■自分の吻合テクニックに自信を持つ

ラットの血管がきちんと縫えれば、ヒトで縫えない血管はほとんどない。これは、本当だ。とにかくラットでの練習を繰り返して、ゆったりとした気持ちで縫えるようになるまで、がんばろう。そして、自分の吻合のスタイル、得意形というものを確立しよう。この形に持ち込んだら、ぜったいに仕留める、という自信が生まれるまでやってみよう。どれくらいやったらよいのか、それは個人差があるのでなんとも言えないが、早い人では動静脈それぞれ10本、そうでない人でも50本も行えば、大丈夫だろう。

またマイクロサージャリーの成否は、吻合だけで決まるものではない。ただ少なくとも吻合だけは確実なものとしておけば、仮に血栓が生じた場合でも、それは吻合のテクニックではなく、選択する血管を間違えたか、セッティングの際に無理があったか、あるいはドレーンの位置が悪かったかなど、付帯状況の問題に帰結できるし、こういった問題は次回から改善することが可能となる。

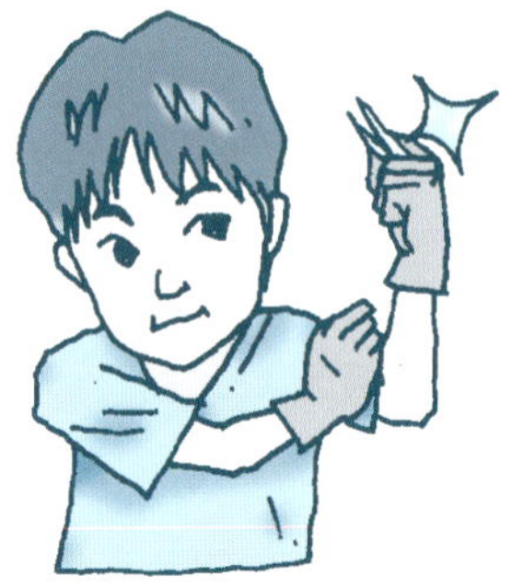

■成功体験を確固とする

初めて遊離皮弁が生着したときの、あの何とも言えない嬉しい気持ちは、マイクロサージャリーへの自信を深めるとともに、くじけそうになったときの大きな支えになる。まずは成功体験をきっちりと体に刻み込もう。このためにも、特に最初の3例は適応を厳選し、勝てるマイクロをしよう。具体的には、

- ・高齢であるとか合併症がある、あるいは長時間手術の後の再建など、患者さんの条件があまりよくない症例は避ける。
- ・他科との合同手術での再建は、レシピエント血管の条件が悪いことがあるので避ける。
- ・血管茎が細い、ねじれが生じやすいperforator flapなど難しい皮弁は避け、腹直筋皮弁や広背筋皮弁など安定したものを選択する。
- ・皮弁採取部が縫縮できる腹直筋皮弁などの皮弁を選択し、前腕皮弁など植皮で修復するタイプの皮弁は、ドナーサイトの問題があるので避ける。

3例連続で生着すれば、基本的な吻合技術については問題ない。あとは経験を積んでさまざまな状況に対応できるようになるだけだ。

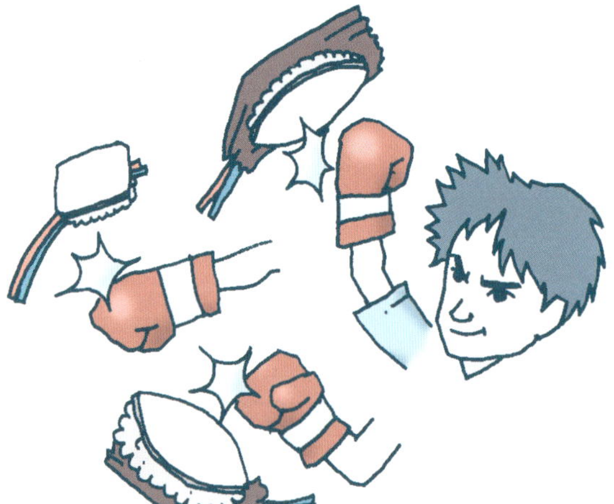

■いたずらに失敗をおそれず、前に進む

マイクロサージャリーで術後血栓が生じる確率は、３～１０％くらいだろう。年間50も100も行っているエキスパートでさえ３％は血栓を生じるとなると、血栓形成自体は、もはや失敗とは言えない。だから１例つまったといって、“つまったぁー、リオペだぁー”と大騒ぎしたり、その責任を術者に求めないようにする。悪いのは、術者でも助手でも管理したナースでも、ましてや患者さんでもない。そういうものだったのだ。

また術者も過度の心理的ストレスがかからないように、少し開き直ってみよう。人が縫った血管なんだから、つまらないはずはない、血栓が生じてもそれは仕方ない、というくらいの心の準備をしておくことが大事だ。絶対大丈夫だ、と自信を持ってそれがくじかれるよりは、はじめから少し斜に構えているぐらいの方がよい。

またラットでの練習と異なり、臨床での吻合の条件は症例ごとにより全く異なる。血管の位置決めや太さの違いなどに対し、どのように対応すべきかなど知っておくことがたくさんあるが、これらは実際の試行錯誤の中でしか学べない。だから絶対に失敗してはならないということでは、学習のしようがない。成功のためには失敗の経験も必要だし、失敗したら学んで次にそれを回避すればよい。

また、「治療」はマイクロサージャリーによるものがすべてではないはずだ。食道再建にしても、もちろんQOLを考えれば遊離空腸に軍配が上がるが、deltopectoral flapやpectralis major flapなど有茎皮弁による再建も一つのオプションであり、それにより「治療」がなされれば問題はない。このために、マイクロサージャリー以外の方法もあらかじめきちんと用意しておき、「治療」は完遂する必要がある。

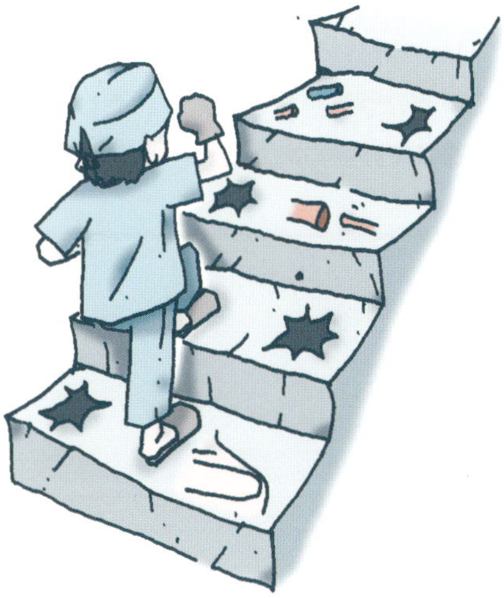

■ラクな道を選ぶ

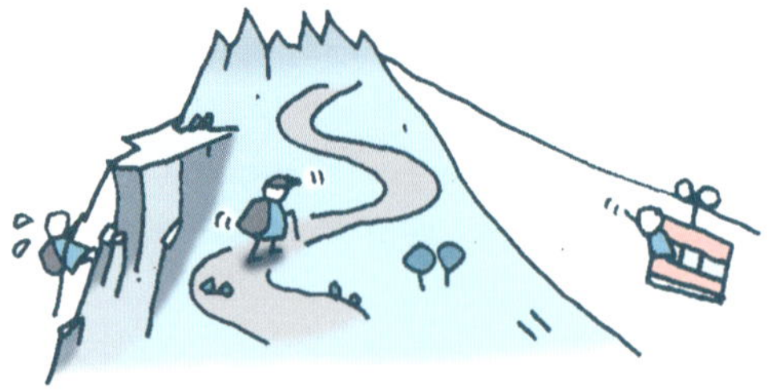

とかく外科医、とくに向上心のある外科医ほど難しい方法を選ぶ傾向にある。もちろんある時期までは、技術の向上と好奇心も手伝ってそうした傾向になるのだろうが、基本的には、できるだけシンプルな術式を選択するべきだ。もちろん外科医の技量には差があり、人によって「ラク」の位置づけは異なるので、それぞれ選択する皮弁や術式には差が生じる。しかし、まずは手術の目的を把握し、そしてその目的を達成するために、いちばん合理的で自分の力量にあった方法を選択することが重要である。

術者がラクと感じるものは、結果も安定することが多く、その点において患者さんはとても幸せだ。

■手術はチームでする

できるだけチームでオペをしよう。最低２人、できれば３人以上のチームで行おう。１人ですべてを抱え込むと、早々に疲れて脱落してしまう。特に血栓形成で大きな皮弁を失ったときなどは、危険だ。こうした場面で、本当にありがたく、支えになってくれるものは仲間であるし、達成感の共有という意味でも、とても重要だ。また他科から依頼された症例で失敗したときなども、それは個人が抱える問題ではなく、診療科あるいはチーム全体としての責任なのだから、チームメンバーでしっかりと受け止めて対応すべきだ。

喜びも哀しみも、そして責任もチームメンバーでシェアしよう。

■患者さんの幸せをイメージする

最後に、マイクロサージャリーは、その技術がきわめて高いQOLを患者さんにもたらすということを認識しよう。しかも95％、20人のうち19人という高い割合の患者さんが、その恩恵に預かることができるのだ。もしマイクロサージャリーがなければ、20人すべての方に対し、日常生活に支障を来たす治療しか施せない。これは、すごいことだと思う。

ストレスフリーな外科手術などないことはわかっているが、それでも患者さんの幸せために、この技術を使っていきたいという気持ちを持とう。そしてマイクロサージャリーができることの意義を自覚し、それを自信と誇りに感じて診療にあたろう。あなた一人の技術が、多くの患者さんに幸せをもたらすのだ。

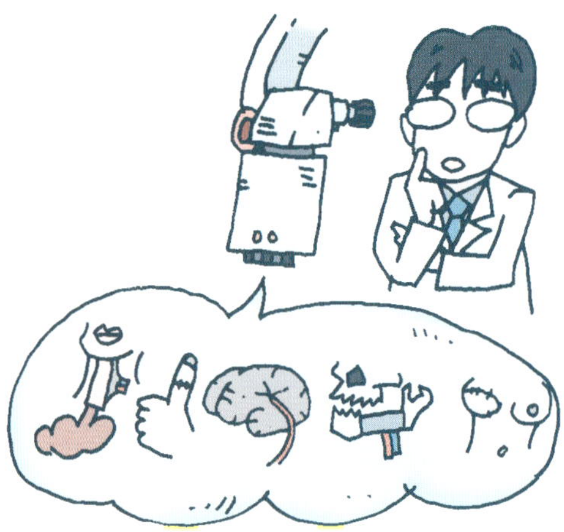

2 器械・材料

INSTRUMENTS AND MATERIALS

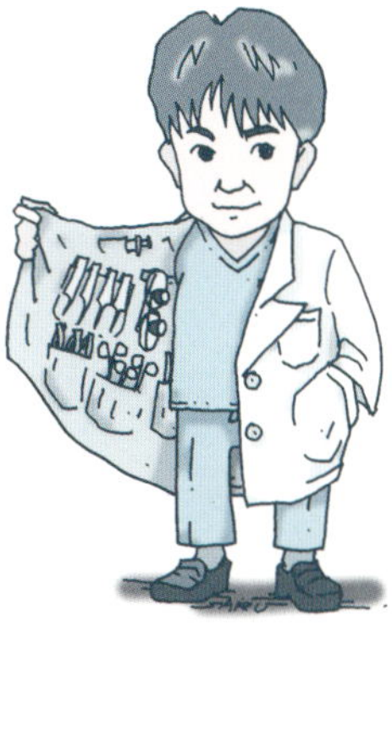

細かい仕事です。器械の特性を理解して、自分にあった良いものを使いましょう。

2-1 顕微鏡

顕微鏡はとても高い機械なので、とても自分好みのものを用意するわけにはいかない。ピアニストといっしょで、そこにある顕微鏡の特性を理解してそれに自分を合わせるようにするしかない。

使用するにあたってチェックしておくべき事項を示す。

・アームの長さと足台の大きさ

手足では、術野が平面で浅いので、顕微鏡の取り回しで苦労することは少ないが、頭頚部ではさまざまな視野の角度が要求される場面が多い。このためどのように術野に顕微鏡をセッティングするか、あるいはできるかを術前にシミュレーションしておく必要がある。

顕微鏡のアームが長ければ、ベッドの向こうからとか、自分の背中側から頭越しに回し込むことができるが、短いときは左右にセッティングしなければならない。この場合は麻酔器やアシスタントナースの位置を、あらかじめ考えておかないと、術中に面倒が増える。

また足台も大きいものだと、ベッドの土台部分に当たって、思ったところまで寄らないことがある。鏡頭が“ここ”という所に来てくれないと、とてもやりにくいので、あらかじめチェックしておく。

・アームの操作性

アームのロック/リリースにおける動きの感じを、確認しておく。リリースした時に、突然、鏡頭がガクーッと落ちてきたりするとびっくりするし、危険だ。バランスの取り方などもチェックしておこう。

・電動ズーム、フォーカスの加減

まず、ハンドスイッチ、フットスイッチのそれぞれにおけるズーム、フォーカススイッチの位置を確認しておく。並んでついていることが多いので、慣れるまでは押し間違えやすい。吻合が辛い場面で、違うボタンを押すと、雰囲気が悪化する。気の短い外科医は特に注意。また、ズーム、フォーカスのスピードも感覚で確かめておく。可変式の場合は、好みのスピードに設定しておくとよい。

・フットスイッチ

フットスイッチを置く好みの位置を決めておく。斜め後ろなど、無理な位置において操作を続けると、足がツルことがある。体の硬い外科医は注意。つま先・かかとの役付けは好みで決める。

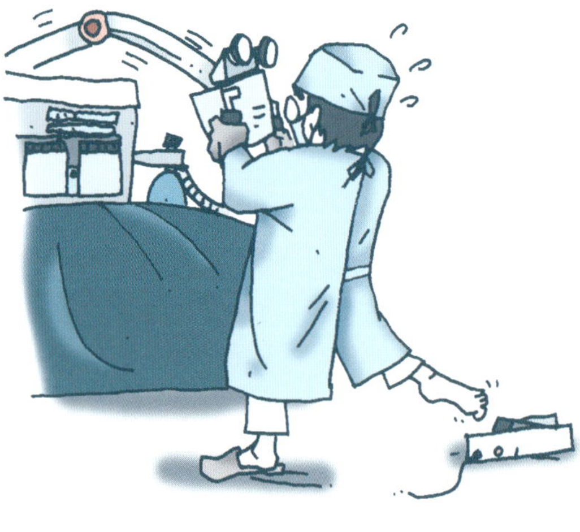

・ドレープ

ドレープのかけ方も、一度練習しておく。捻って装着したような場合、アームの位置によってはドレープが突っぱって、動きが制限されたり、垂れ幕のようになって器械の受け渡しのじゃまになる。

2-2 鋼製小物

安定した技術を提供するための重要な要素になる。慣れないうちこそ、道具を選ぶので、余裕があれば、練習の段階でマイクロセットを１つ購入した方がよいだろう。出費は約１５万くらい。練習をともにこなしてきた相棒がいれば、心強いではないか。

持針器

ロック付き、ロックなし、平たい柄、丸い柄、柄の長さ、先端の弯曲の強・弱や長さ、ステンレスやチタンといった材質など、多くのバリエーションがある。チタンだと軽すぎるという人もいるし、ロック付きはじゃまという人もいる。どれを使ってもやりやすければよい。

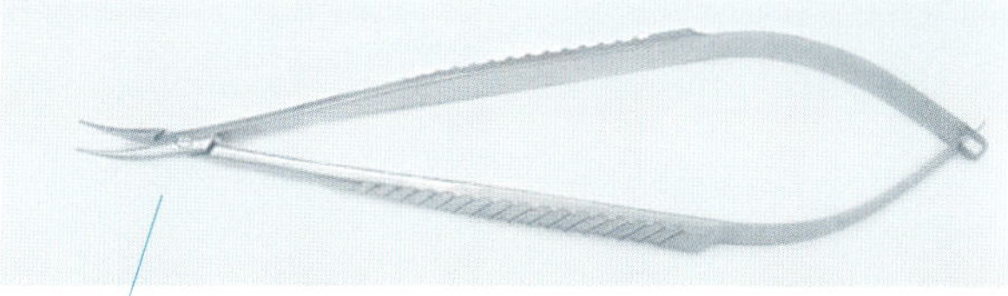

ロックなし持針器（平柄）

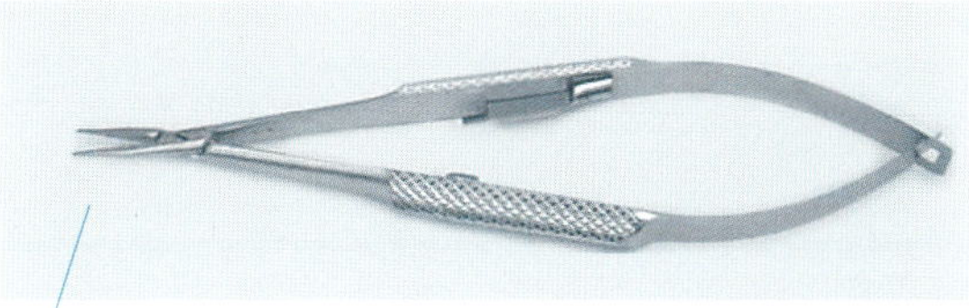

ロック付持針器（丸柄）

曲剪刀・直剪刀

剥離やトリミング、糸切りには曲がりの剪刀、血管の切断にはまっすぐの剪刀が使いやすい。これも柄の規格はさまざまだ。キレのよいものを選んで使おう。

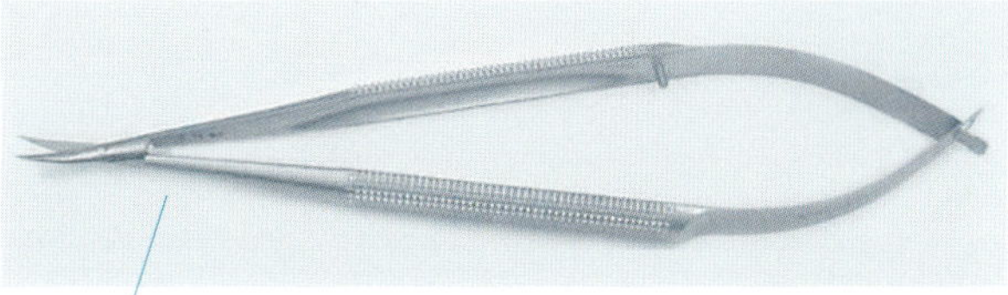

曲剪刀（丸柄）

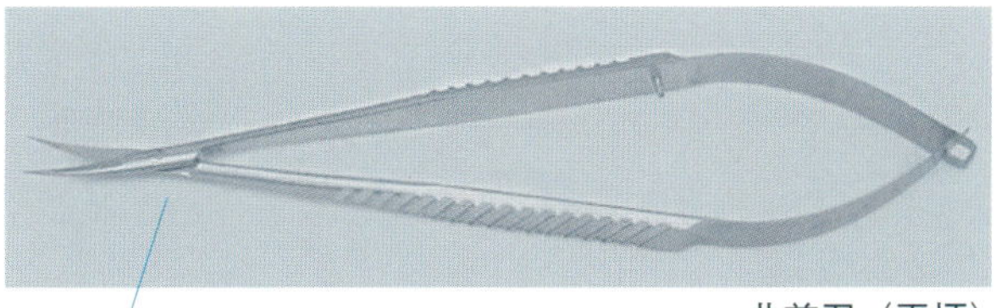

曲剪刀（平柄）

鑷子

何かにつけ、一番お世話になる鑷子。先端が尖って繊細な５番、先端に向けて角度をもった５A番鑷子、やや鈍でコシがあり、血管の拡張にも使う血管拡張鑷子。手指など１mm前後の血管には５番鑷子が、頭頸部など２mm以上であれば、5A番鑷子が使いやすい。一般的には10cm前後の長さだが、肝移植など腹腔内の深いところで作業するときは、15～17cmくらいの長い柄のものが便利。

先端はとても繊細なので、取り扱いには注意する。いったん曲がってしまうと、素人の手で修復するのは困難だ。修理代も結構するので、新調した方がよいだろう。

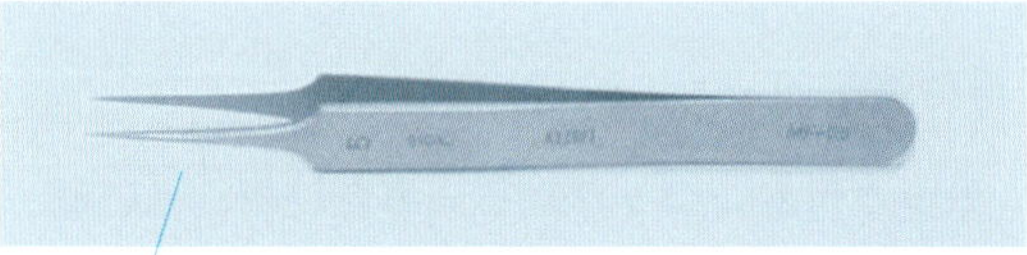

５番鑷子

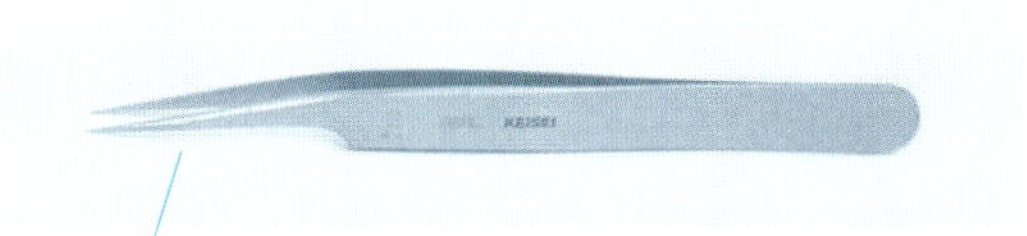

5A番鑷子

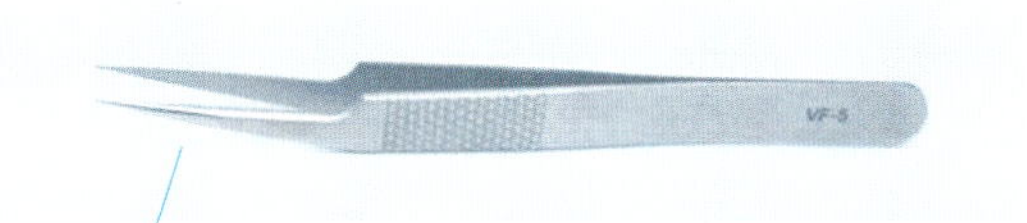

血管拡張鑷子

剥離子

モスキート鉗子型の剥離子が使いやすい。短い柄と長いものの２種類あるとよい。先端は細く、要の動きが軽いのが特徴だ。

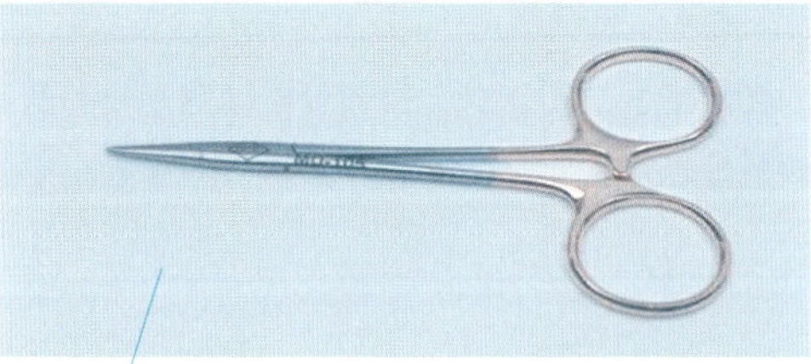

剥離子（短柄）

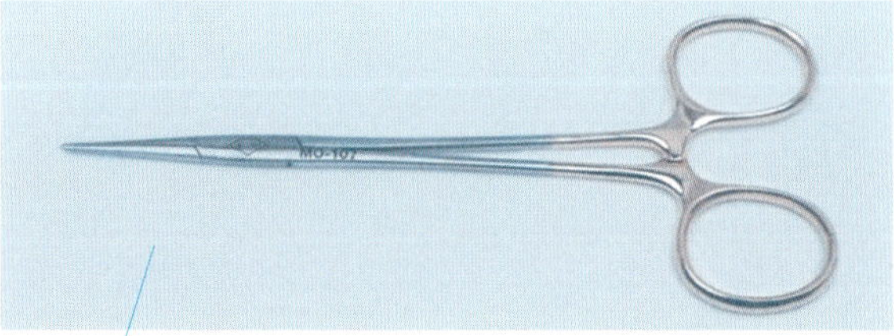

剥離子（長柄）

2-3 糸

一般的には、9-0　から11-0　までの３種類あれば事足りる。針の長さや太さのバリエーションは多い。いくつかサンプルを使ってみて、好みのものを選ぶ。針の先端の加工パターンは、キレに大きく影響する。動脈硬化のあるケースでは、キレが悪いと内膜が脱落しやすくなるので、キレのよい針を選択する。ただ刺入時の適度な抵抗も必要なので、好みのバランスで決めよう。

2-4 クリップ

動脈用として40～60g前後の圧のもの、静脈用として、15～30g前後の圧のものを用いる。

金属製とディスポーザブルのものがあるが、どちらも使い勝手に差はあまりない。感染症対策、物品管理、洗浄滅菌、コストなどを考え合わせると、ディスポーザブルのものに分がある。

シングルクリップ、ダブルクリップは好みや症例に応じて選べばよい。サイズはやや大きめになるが、イクタクリップ（生田クリップ）も状況によっては便利なクリップである。

カタログ番号		適用	クランプ圧力	適用血管径
シングル	ダブル			
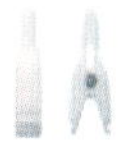 S11Y	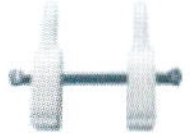 A11Y	静脈	8～15g	0.4～1.0mm
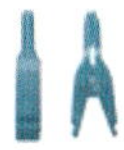 S11B	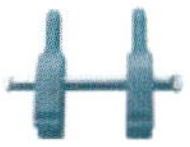 A11B	動脈・静脈	13.5～20g	
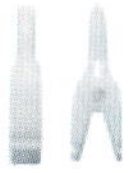 S22Y	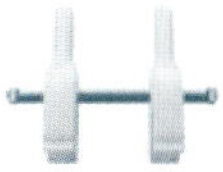 A22Y	静脈	15～25g	0.6～1.5mm
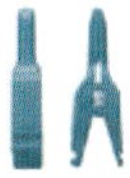 S22B	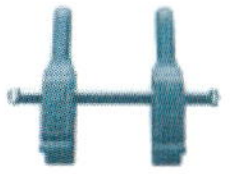 A22B	動脈・静脈	20～32.5g	
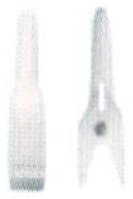 S33Y	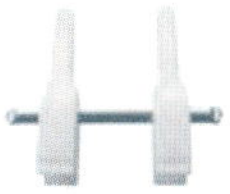 A33Y	静脈	30～50g	1.0～2.25mm
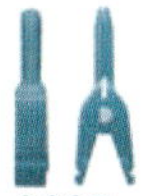 S33B	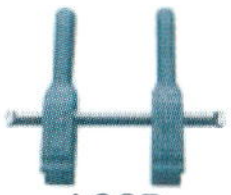 A33B	動脈・静脈	45～60g	

（ケイセイ医科工業㈱カタログより）

端側クリップ

現在はディスポーザブルのものが市販されている。便利なので１つあるとよい。ただこれでは圧が弱い場合があり、そのときはブルドック鉗子が必要となってくるので、こちらも２つ用意しておく。

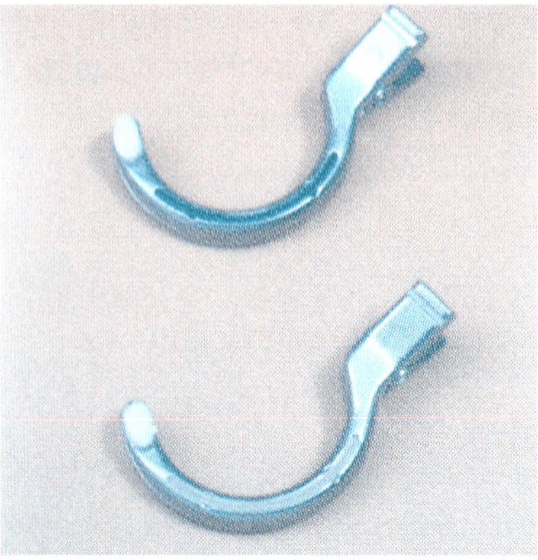

（ベアーメディック㈱カタログより）

2-5 その他

下敷き

市販のものもあるようだが、流用でも十分に使える。ふつうのゴム風船でもよいが、コシが弱くやや使いにくい。一番よかったのは麻酔器につける換気用バッグである。ちょうどよいコシと厚みと色が手に入る。色は青、緑、黄色あたりがよいか。

下敷きに吸引が組み込まれたものがあり、深い底での操作の際には便利そうだが、使用経験はない。

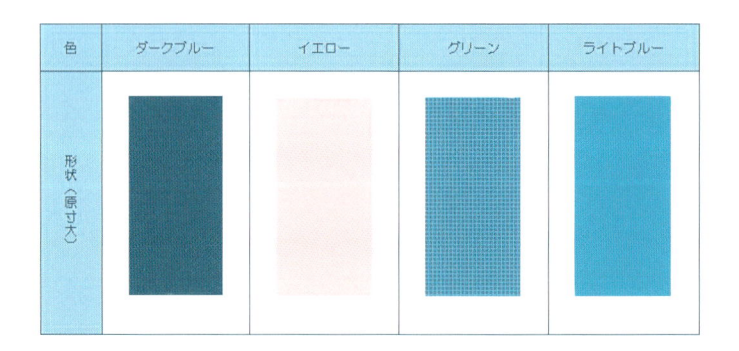

色	ダークブルー	イエロー	グリーン	ライトブルー
形状（原寸大）				

MQA®

ちょっとした出血や術野の清掃に便利な吸水性スポンジである。小さい三角に形成されているので、モスキートに挟んでもらって使う。

下敷きの下に置いて、ポジションを作るときにも使える。

リガクリップ®

皮弁挙上時など、血管処理に使う止血クリップ。早く正確な処理にはこれが一番よい。自動装填なので、カチャカチャ続けて使えて便利である。

ルーペ

ルーペはマイクロの手術に限らず、眼瞼や口唇裂の手術などにも使える。ちょっと高い買物かもしれないが、一台、手元に置いてあるとよい。慣れると、ほんとに便利な道具で手放せない。姿勢も良くなるし、肩も凝らなくなる。お勧めの倍率は、扱うものによるが、まずはガレリアンタイプで 2.0 ~ 2.5 倍くらいがよい。ハンドをメインに扱う場合などでは、3 倍くらいがよいかもしれない。

フリップアップのものは便利そうだが、実際手術中にこれを上げたり下げたりして作業することはほとんどない。レンズに組み込んだタイプのものをオーダーメイドした方がよい。視野が広く得られるし、なにより軽い。

ヘパリン®生食

凝血塊の除去や、乾燥防止に用いる。ヘパリン®に対し生理的食塩水を加えたものを用意する（20 i.u./cc）。10 cc のシリンジに 27 G 針をつけて使うと便利。

塩酸パパベリン

血管攣縮の解除のために用いる。

ヘパリン生食と混同しないように 5 cc のシリンジに 27 G 針をつけて使う。

3 基本的な技術の習得

BASIC TRAINING OF MICROSURGERY

　まずは顕微鏡の視野と器械の取り扱いに慣れて、手技自体は淡々とできるようにすることが大事です。細かいことは気にせずに、どんどん縫ってみよう。

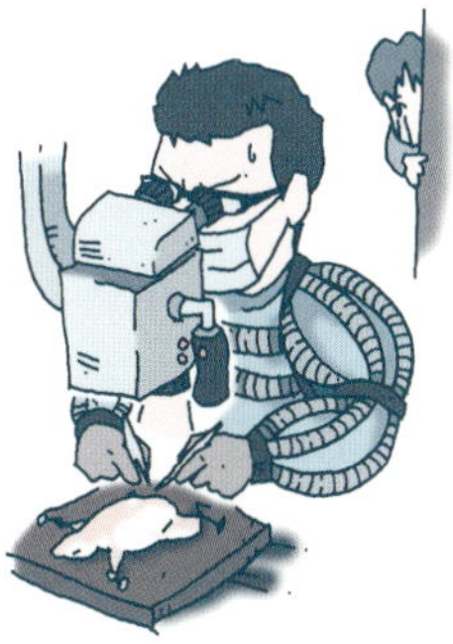

3-1 はじめに

まずは顕微鏡と、マイクロサージャリーの器械や糸を使いこなせなければならない。これにはラットを使って練習をしよう。もちろんチューブを使った基本的な動きの練習もした方がよいのかもしれないが、ラットが使える環境であれば、そちらからスタートしてよい。理由は、チューブで練習していても剥離はうまくならない、チューブの練習は現実味がなくすぐに雑になる、ラットでは剥離操作からマイクロをスタートできるので、いきなり針と糸を扱うストレスが少ない、ラットで真剣にした方がラーニングカーブが急峻になる、からである。ただ、自分は「とんでもなく不器用だ」と思えば、数回チューブをしてからの方がラットを無駄にしないで済む。

ではラットでの練習はどれくらいやったらよいのか、それは個人差があるのでなんとも言えないが、器用な人で10本、そうでない人でも50本行えば、大丈夫だろう。あるいは、皮弁移植が成功すればよいだろう。いずれにしてもここでの手技が完全にできれば、少なくとも“吻合”の技術においては、自信を持ってよい。臨床の場面で、ラットの血管よりも扱いにくいものは、きわめて少ない。

■うまくいかないときのチェック項目

ここで習得することは、まず顕微鏡、器械、糸の取り扱いに慣れて、吻合技術を確実なものにすることだ。もちろんはじめは、“ふるえ”るし、うまく針を持ち換えられなかったり、糸が絡まったりして、いらいらするが辛抱！　うまくいかないときは、次のことをチェックしてみよう。

□　顕微鏡に向かう姿勢はよいか

顕微鏡を覗く姿勢がよいかどうか、確認する。顎が上がっていたり、高さが合わず背中が曲がっていたり、術野が遠すぎたりするとダメだ。よい姿勢で行うようにしないと、すぐに疲れてイヤになってしまう。

□　首と肩がカチカチになっていないか

震えないように…と緊張すると、かえって力が入ってしまう。特に首と肩に力が入っていると、やわらかい動きができない。肩をすくめたようになっていれば、それは力が入りすぎだ。ゆっくりと息を吐きながら、首、肩、肘、手首と順番に力を抜くようにしてみよう。

□　手首が安定しているか

初めのうちは、できるだけ手首を安定した位置に置けるような環境を作ろう。タオルなどを丸めて手前に置き、そこにそっと手首をおくだけで指先が安定する。慣れてくると多少手首が浮いた状態でも安定するが、はじめから無理をする必要はない。できるだけ手首の力を抜いて、持針器を軽く持つようにしよう。

□　顕微鏡が高倍率になりすぎていないか

よく見えるからといって、あまり高倍率にしすぎると糸の動きなどが見えづらく、かえってやりにくくなる。結紮操作の時だけは、少し倍率を下げた方がスムースに事が運ぶ。

□ 器械は調整済みか

マイクロサージャリーの器械はとても繊細だ。先端がほんのちょっとでも曲がると、10-0の糸がつかめなくなったり、ぎゅっと力を入れないとすっぽ抜けたりする。どんなに上手な人でも器械が壊れていれば、うまくできない。きちんと調整されているものを使うようにする。

□ 術野と器具の整理はできているか

術野に血液が流れ込んだり、周辺に血液が凝固していたりすると、うまく糸を操ることができない。また器械に血液がついていても、糸がつかめなくなったりする。止血をきちんと行い、周辺を生食ガーゼで囲って糸の滑りをよくし、持針器や鑷子は使うごとに生食ガーゼで血液を拭き取るようにする。手術はすべからくそうだが、リズムがとても大事だ。糸が絡まっていらいらするといった、リズムを壊す要因をできるだけ排除して、心地よい緊張と平静の中で手術を行える環境作りを目指そう。

■血管の特徴

ラットで血管吻合の練習をする場合、よく使用される血管として大腿動静脈、総頸動脈、大動脈があるが、それぞれの特徴は次のようになる。

●大腿動静脈

〈利　点〉
・血管の露出が楽。
・両側の動脈と静脈で練習ができる。
・仮に片方で大出血させてもバイポーラで止血してしまえばよい。もう片方の血管で練習を続けられる

〈欠　点〉
・初心者にとってはやや血管が細め

●総頸動脈

〈利　点〉
・血管が太く、血管壁もしっかりしている

〈欠　点〉
・術野がやや深い
・片側しかできない
・近傍に迷走神経が走っていたり、気管周囲を剥離したりするため、術中に突然死することが結構ある
・慣れないうちにあやまって血管クリップが外れたりすると、ほぼリカバリー不能であり、一瞬でラットが死ぬ

●大動脈

〈利　点〉
・血管が太い

〈欠　点〉
・腸が邪魔
・下大静脈の剥離がやや難しい
・大出血させた時のリカバリーが難しい

どの血管を使って練習してもよいのだが、途中でくじけずに、臨床で使えるまでいきたいし、できれば早くうまくなりたい。 とすれば、大腿動静脈で行うのがベストだろう。

3-2 用意する機器

- ５番鑷子　２本
- マイクロ剪刀（曲）
- マイクロ持針器
- ダブルクリップ
- ゴムシート（血管を縫う時の下敷きとする。既製品もあるが、青か緑の風船を切って使ってもよい）
- ヘパリン生食（ノボヘパリン1000単位に生食100 ml）
- 1%Eなしキシロカイン®
（5 mlか10 mlのシリンジに26～30 Gの針を付け、先端から3 mmほどのところを90°曲げると使いやすい）
- 生食（皮下注して輸液代わりとする）
- 牽引針（23 Gくらいの針を鈎型に曲げゴムを引っかけて、牽引針を作成する）
- コルク板（手術台）
- 輪ゴム、ピン（100円ショップで売っているものでよい）

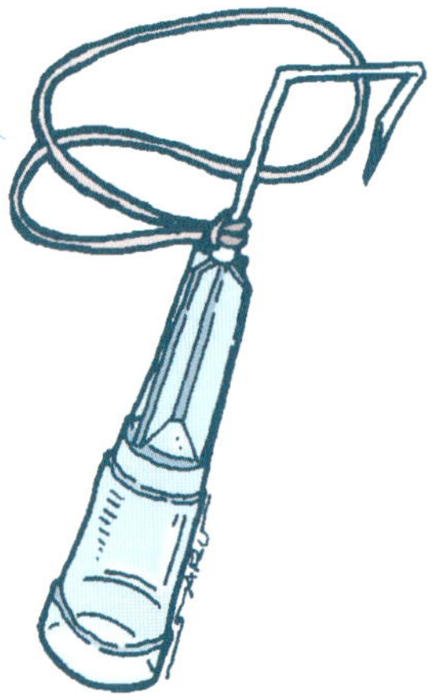

3-3 麻酔

1 ネンブタール®の使用が可能な場合は1mlのシリンジと26Gの針を用い、ネンブタール®を1ml/1kg（300gのラットで0.3ml/）腹腔内投与する。

2 しっぽをつかんで上へ持ち上げて、前脚をどこかにつかまらせて、腹部に躊躇せず注射する。
うまく効くと数分で動かなくなる。
数分たっても動いている場合、追加で注射するとoverdoseで死ぬことがある。別のラットに変えた方がよい。

3 バリカンや除毛クリームを用いて除毛する。
広めに除毛した方が、後で術野に毛が混入しないですむ。
マイクロの術野に毛がいっぱい入ってくると結構うっとうしい！

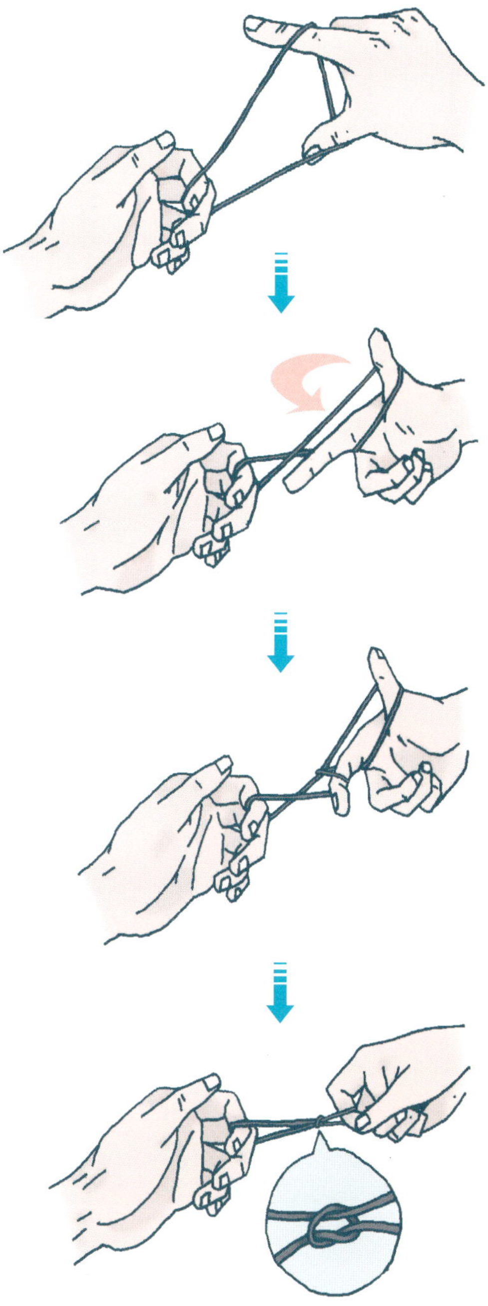

4 市販のゴムで輪を作ってラットの手足を牽引し、コルク板にピン固定する。

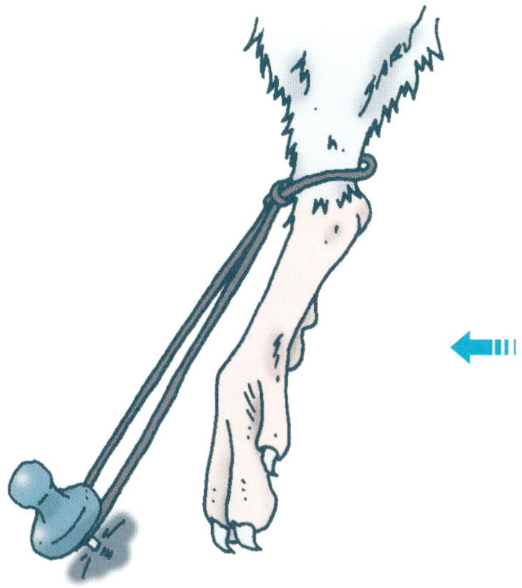

麻酔は麻薬取扱の申請が要るがケタミンを用いる。
ジエチルエーテルで麻酔する方法もあるが、エーテル麻酔は呼吸抑制が強く、気道分泌も亢進させるため、あまりお勧めしない。

3-4 アプローチ

1 皮膚切開

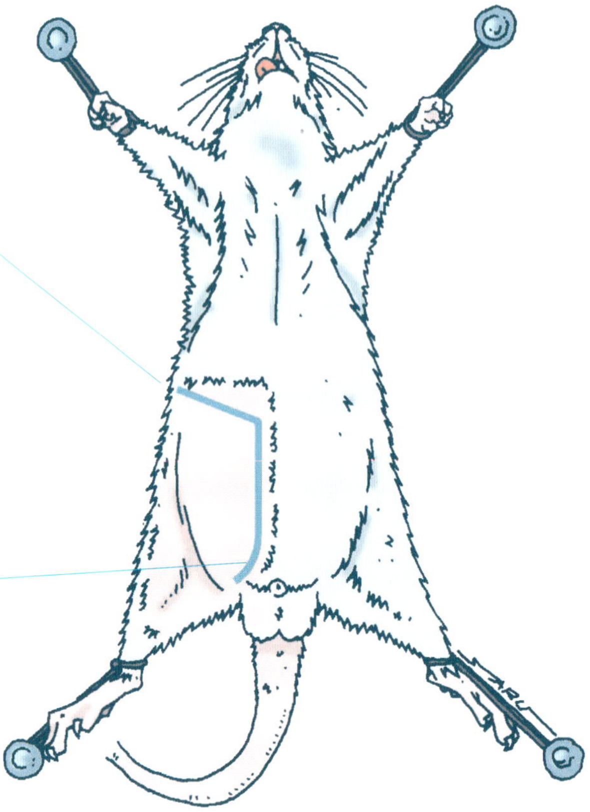

1 腹筋上をL字に切開する。
鼠径靱帯に沿って切開してもよいが、この方が術野の展開がよく、皮下脂肪も薄いため剥離するレイヤーに入りやすい。

2 このあたりの皮下には脂肪層があり、切開により浅下腹壁動静脈の枝が切断されて出血するので、止血する。

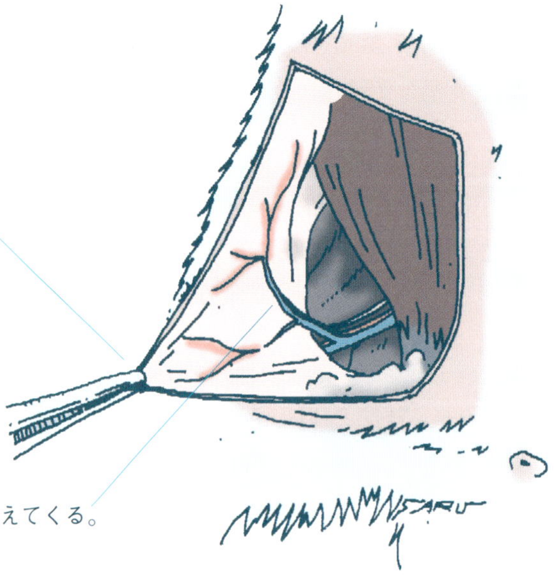

3 左手でテンションをかけて皮膚のみを切開し、L字の頂点を鑷子で引きながら、筋肉と皮下脂肪の間を剥離していく。ハサミを縦に開いて、突っぱっている透明な膜を切るようにするとよい。

4 はじめに浅下腹壁動静脈が皮膚側に見えてくる。

5 さらに浅下腹壁動静脈をガイドに剥離をすすめると浅下腹壁動静脈が大腿動静脈に合流して、その先に鼠径靭帯が見えてくる。鼠径靭帯の付近をしっかり剥離して、大腿動静脈を十分に露出する。

皮膚と鼠径靭帯に牽引針をかけて術野を広げる。強く引きすぎると血管に緊張がかかり虚脱するので適度にする。大腿静脈から腹壁沿いに上方へ走る枝を損傷しないように注意する。

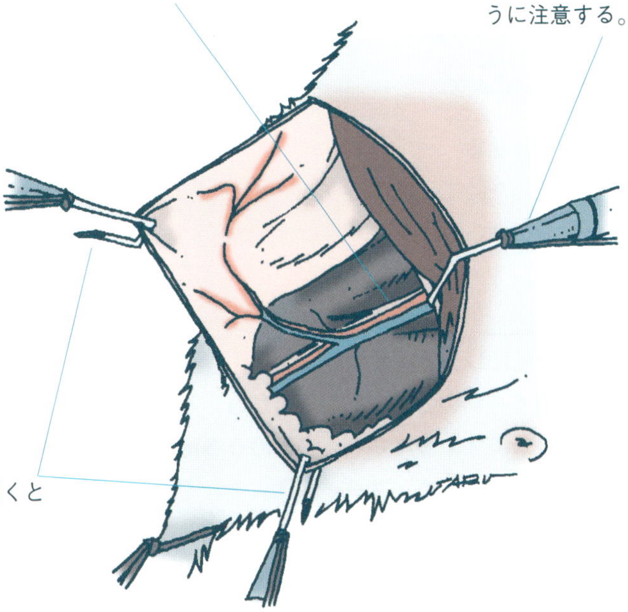

皮膚は2カ所を引くとよく展開できる。

2 顕微鏡をセットする

マイクロサージャリーを始める前に、以下のことをチェックしよう。

1. まずは術野を整える

生食ガーゼで術野周辺を覆う。こうすると術野に毛が入るのを防げるし、吻合のときに糸が周辺の組織にくっつくのも防げる。血液は乾くとベタベタする。
初めのうち血管の向きは右側がやや術野の上となっていた方が縫いやすいので、ラットを固定した板を回転させて、位置を決める。慣れてきたらいろいろな向きにして練習するとよい。

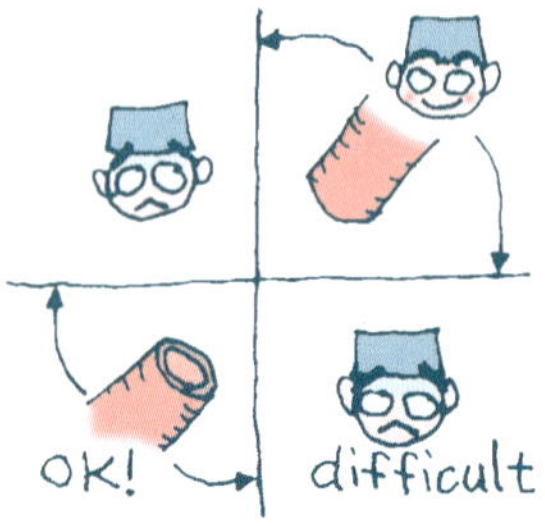

2. 椅子の高さと机の高さを合わせる

肩の力を抜いて手を机に置いた時に、肘から手首が地面と平行か、やや手が下がった状態になった方がよい。手が肘より高い位置にあると、手首の回転域が低下するし、手を持ち上げた状態にするため肘や肩に余分な力が入りやすい。

3. 初めは手首をフラットな場所にしっかり置く

ラットを固定するコルク台くらいのちょっとした段差も、不安定の原因となる。タオルなどで段差をなくすようにする。初めのうちは手が震えてマイクロどころではない人も多いだろう。スタイルは人それぞれだが、手首から小指（尺骨遠位端から小指DIP関節）までを一つの面として下に押しつけるようにすると、安定感が増す。

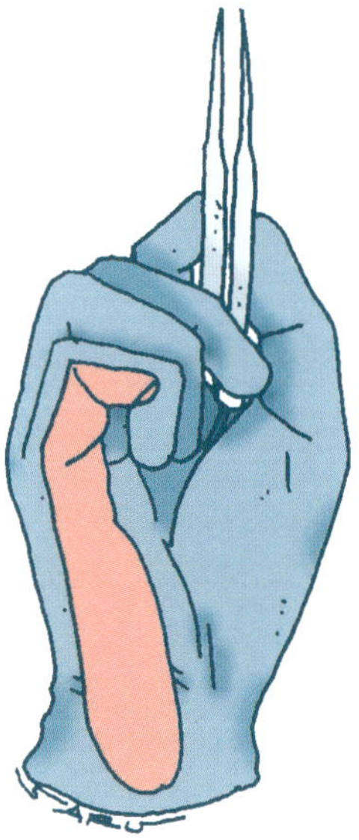

4. 顕微鏡の接眼部の高さと角度を合わせる

ある程度背筋を伸ばした状態で、正面かやや下方視になるように接眼部を調整する。アゴがあがった状態では、長続きしない。

5. 最後にもう一度、ゆっくりと息を吐きながら、首、肩、肘、手首と順番に力を抜いていく…

よし、そっと5番鑷子を持って、剥離操作を始めよう。

■吻合中に気をつけること

- 血管壁は直接ぐっとつかまずに、外膜のモヤモヤをつまむようにする。
- キシロカイン®をかけてspasmを解除する（5分ごと）。
- 生食をかけて組織の乾燥を防ぐ（5分ごと）。

3 血管を剥離する

右大腿動静脈周辺の解剖はこうなっている。

浅下腹壁動静脈
SIEA：Superficial inferior epigastric artery
SIEV：Superficial inferior epigastric vein
皮膚を直接栄養している。

腹直筋内に行く枝：鼠径靭帯に牽引針をかけるとき、刺さないよう注意する。

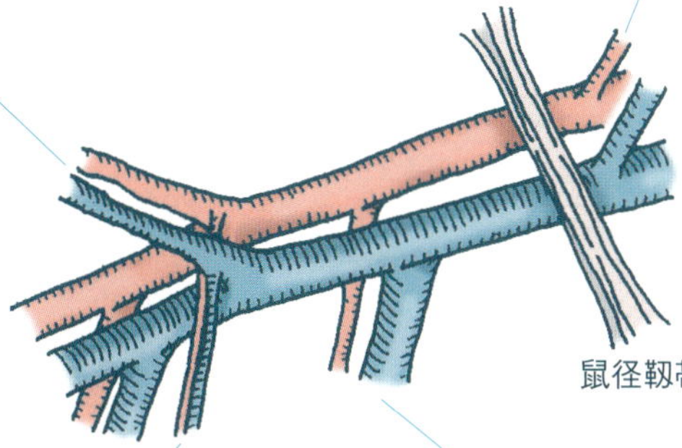

鼠径靭帯

SIEA&Vの基部から分岐し、筋肉上を走る枝：分岐部から離れたところで焼灼もしくは結紮処理する。

深大腿動静脈
Femoral artery & veinの裏面から下方にいく枝：この枝もていねいに焼灼処理する。

血管の剥離はマイクロ剥離子を使ってもよいが、5番鑷子2本で行った方がやりやすい。
まず大腿動静脈の上に1枚膜があるのでそれを引きちぎる。
ここまではある程度ラフにやっても大丈夫。

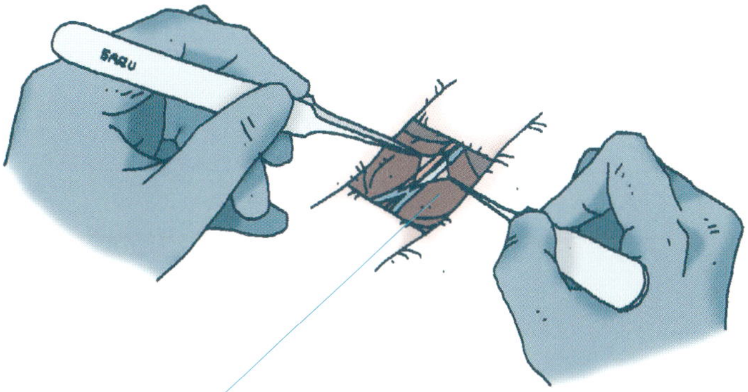

1 Femora artery & veinの上にある透明な膜を引きちぎる。

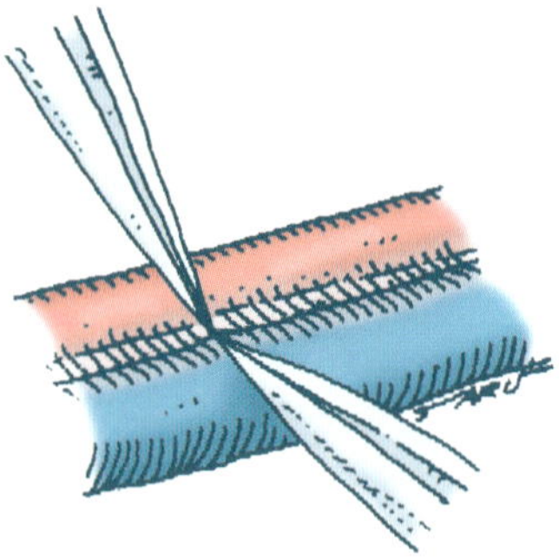

2 動脈と静脈の間にあるもやもやを2本の5番鑷子でつかむ。
血管壁そのものをつかまないように注意する。特に静脈はつかんだだけでも小さい穴が開くことがあるくらいもろく、つかんで引いたりすると裂けて大出血する。

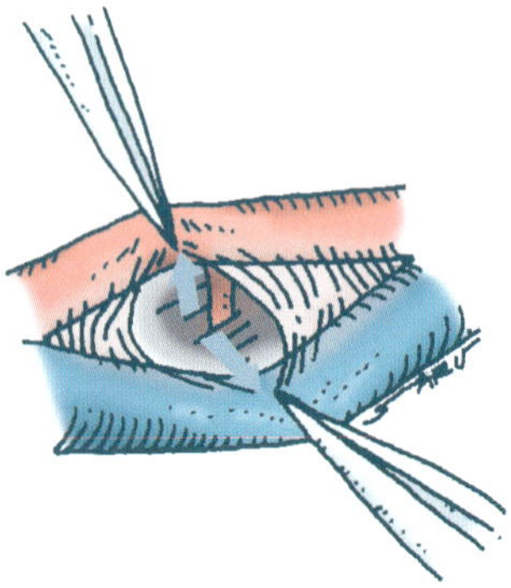

3 上下に開きながら、動脈と静脈を分離する。初めのうちは静脈を大出血させて血管吻合までたどりつかない人も多いと思うが、血管吻合だけが練習ではないので、とにかくマイクロ下の操作に慣れるようにする。

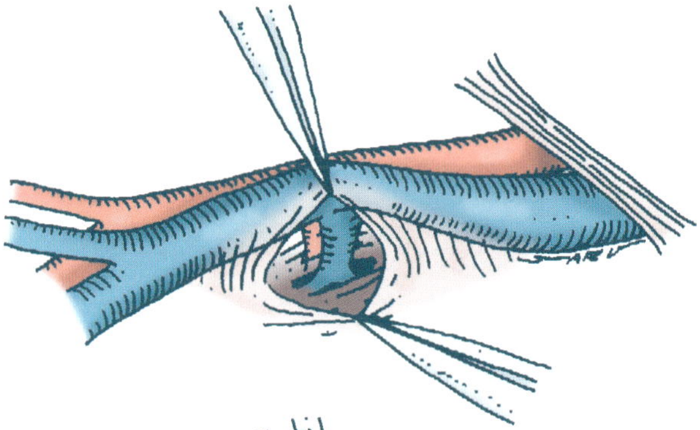

4 静脈下方のもやもやと筋肉をつかんで剥がすと、鼠径靱帯と浅下腹壁動静脈の真ん中辺りから深大腿動静脈が分岐しているのが見える。

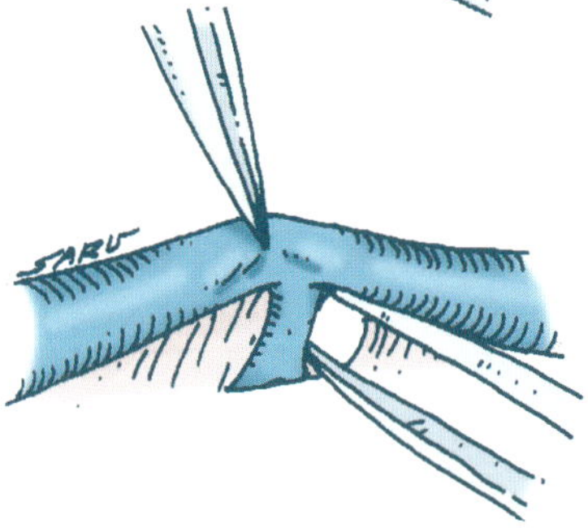

5 動静脈の両側に張っている膜に5番鑷子を刺して、開くと深大腿動静脈がきれいに剥離される。

6 動脈と静脈を分けてバイポーラで焼灼・切断する。

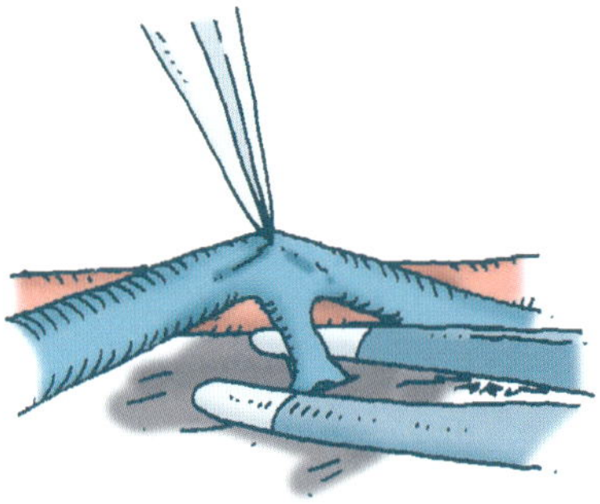

鼠径靱帯を切開すると血管の緊張が弱まるが行う必要はない。

さて、これで下ごしらえはできた。いよいよ血管吻合へ進もう。

3-5 吻合

1 動脈吻合の準備をする

1 まずダブルクリップを動脈にかける。
裏返しやすいようにクリップはあまり深くかけないようにする。

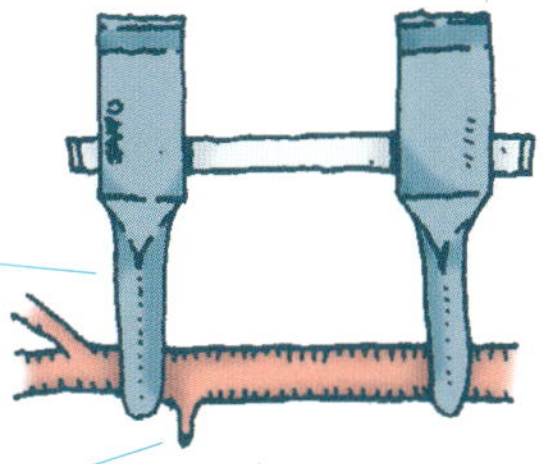

クリップの真ん中に枝が来ないように注意する。

2 ピンと張った状態でクリップをかけて切断すると、間が開くので、クリップをかけたあと少したるませるように調節する。
切断してから距離を調節するのはクリップがずれたりして難しい。

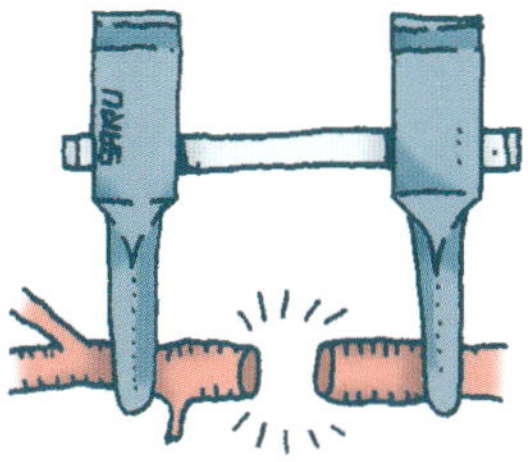

3 クリップの横棒に沿って鑷子をすべらせるようにしてクリップ幅を調節する。あまり強くつかみすぎると鑷子が曲がってしまうので注意。

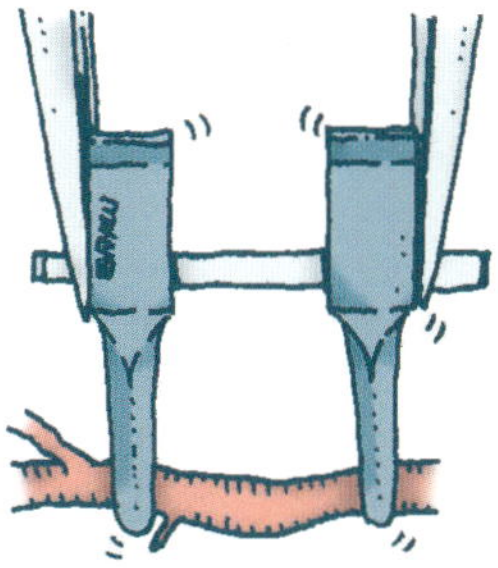

4 クリップがきちんと裏返るのを確認する。裏返りにくいようなら、血管周辺をきちんと剥離する。

5 直のマイクロ剪刀で一気にスパッと切断する。

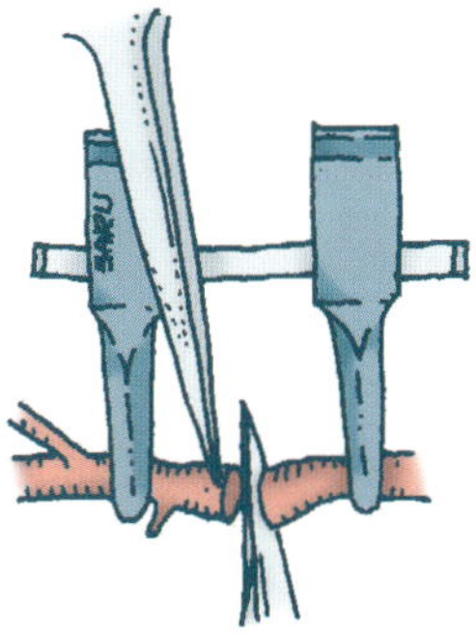

6 5番鑷子で内腔を広げる。先端で内膜をつついて傷つけないようにする。

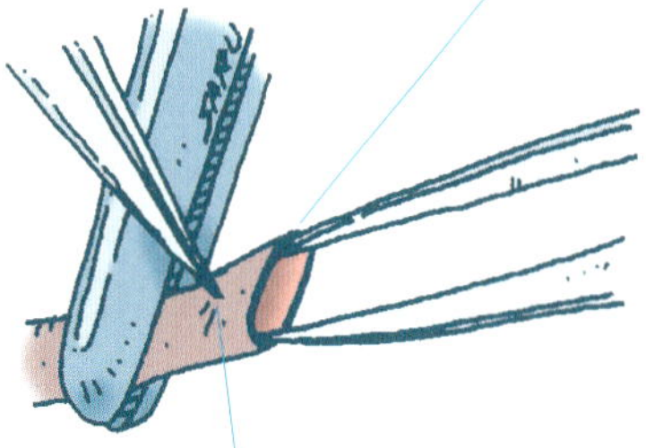

そっと外膜のみをつまむようにする。

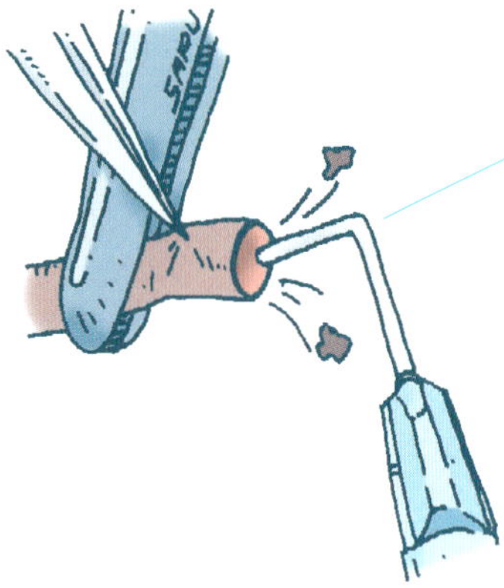

7 内腔をヘパ生で洗浄して血液をとばす。

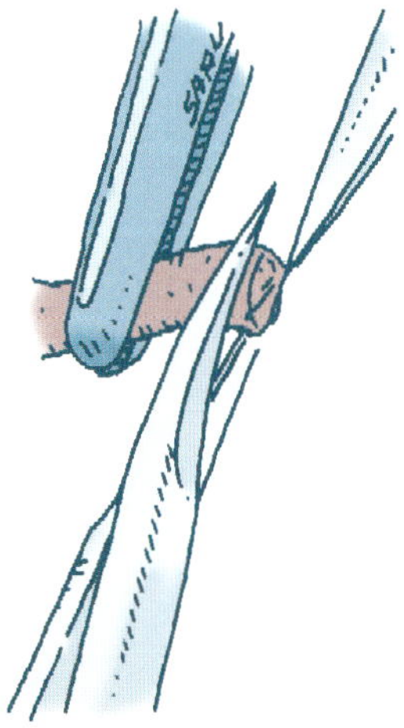

8 血管を吻合する時に、もやもやした外膜が血管内にまくれ込まないように、少しトリミングする。外膜を血管と平行に引いて、断端からはみ出した部分のみを切除すると、ちょうどよい。

この処置は人の血管を縫うときは必須だが、ラットではもやもやが少ないのでいらないこともある。

2 下敷きを作る

さて、ここでちょっと血管から離れて、下敷き作成に入ろう。

下敷きは、吻合操作をやりやすくしてくれる重要なアイテムだ。特に支持糸を引っ掛けて適度な緊張を血管に与えるのに、なくてはならない。

この引っ掛かりの突起は、下敷きの縁に作るやり方と、中に作るやり方があるが、いずれも試して好きな方を使ってやってみよう。

■下敷きの縁に作る方法

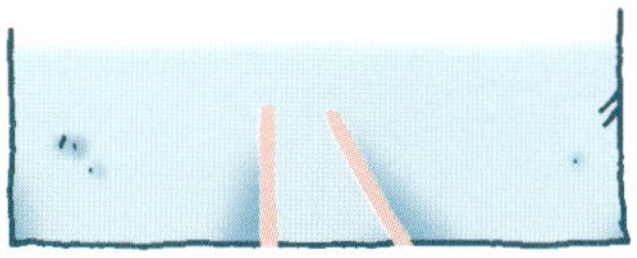

この方法は早いが、場所や緊張によっては、くるんとめくれ上がることがある。

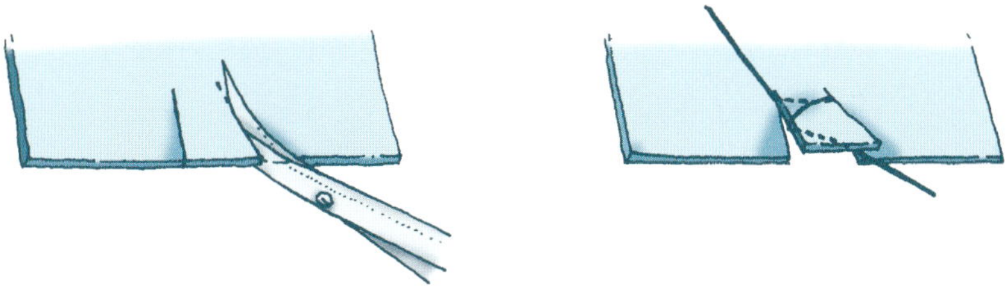

■下敷き内に作る方法

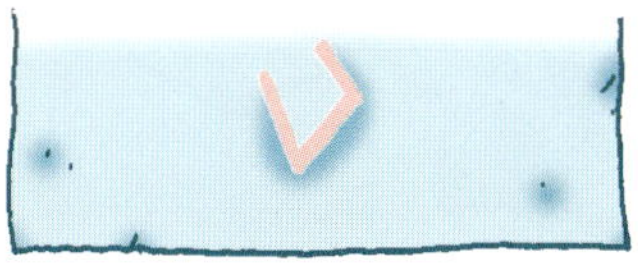

下敷き内に作る方法では、そういったことは少ないが、一手間かかる。どちらでもよい。

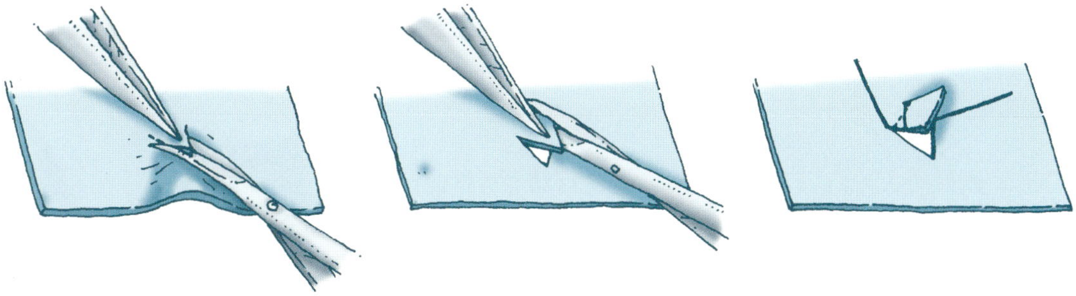

さっ、これで吻合の準備は整った。針を持って縫いにゆこう。

3 針を持つ

糸は 10-0 か 11-0 ナイロンで行う。

持針器で針の真ん中をつかんでパッケージからそっととり出す。糸はとても細く弱いので、とにかくゆっくりとていねいに。切れると…高い…。

1 肉眼で針を適当にロックして持ったら、いったん持針器を右に大きく振って糸がからまないように右に流しておく。

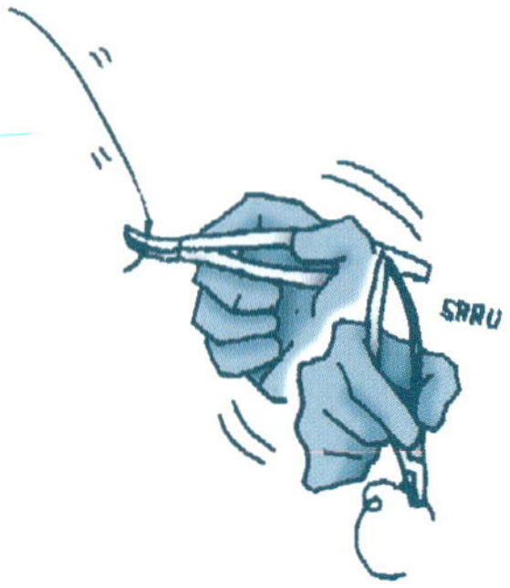

2 針を顕微鏡の下に持ってくる。そして5番鑷子で針を持って持針器のロックを外す。この時強くつかむと針はピンッと跳ねて飛んでいってしまう。なぜなら針には断面があるだ。

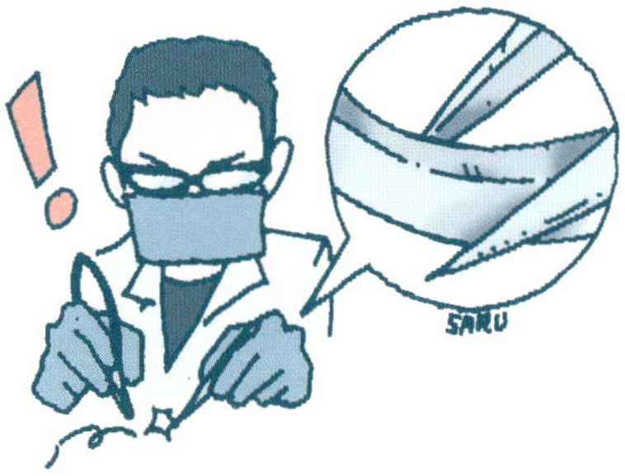

まずは力を入れすぎず、つかんでいるかいないか位の感じで針の真ん中あたりをそっと持って針の太さを感じ取ってみよう。すぐに角と面がわかるようになる。

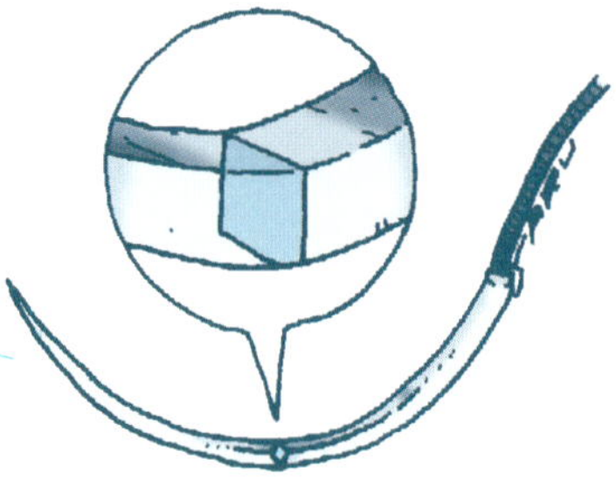

3 持針器を外して、開いた持針器を糸に沿わせて右にそっと流す。これで糸が組織や手に付着していないかどうか確認でき、糸の大体の長さもイメージできる。持針器が糸と触れているかどうかはマイクロ下に糸の振動を見て判断する。

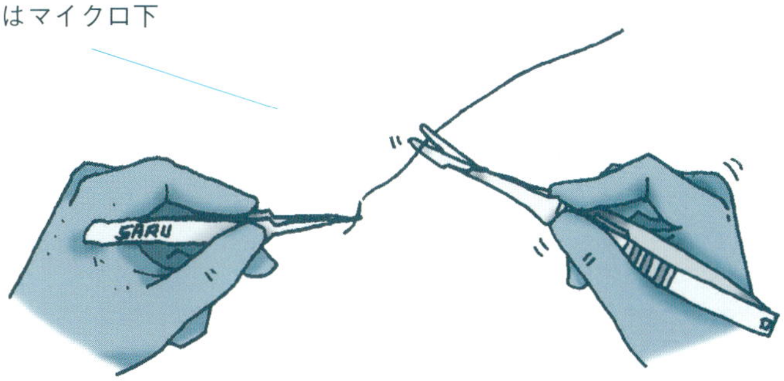

4 持針器でそっと針をつかんでみる。角をつかんだ場合はくるっと回転してくれるはずだ。
この時ロックはしない。ロックしたまま血管を刺すと、外すときの振動で刺した穴が広がったり、裂けたりする。

5 血管吻合は皮膚縫合と基本は同じで、血管壁になるべく垂直に針を刺すようにする。
そのため針のおしりを持つと手首が回りきらない。
針の真ん中あたりを持針器の先端で持つようにする。

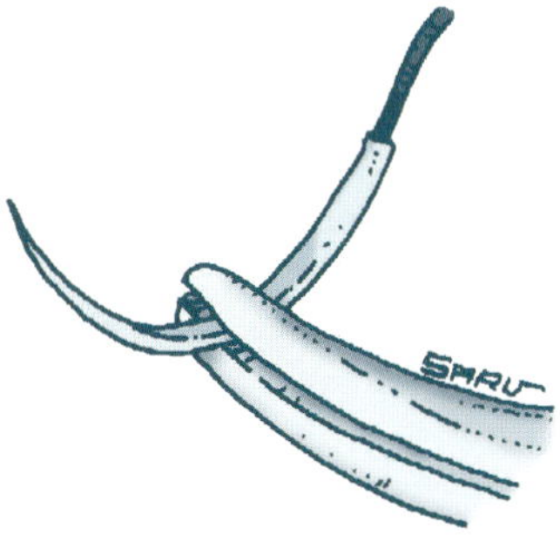

4 1針目をかける

糸をかける位置、順序など、いくつかのスタイルがあるが、まずはこの方法からスタートしよう。

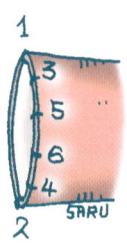

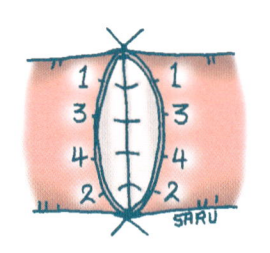

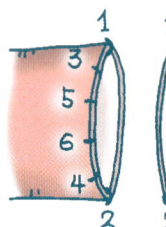

1 まず5番鑷子を血管内腔に入れて軽く開く。
血管がつぶれてくっついてしまっている時は、右手の針を前壁の外膜にちょっと引っかけて持ち上げて内腔を広げる。
バイト幅は血管壁の厚さの約2倍、1.5mmの血管なら大体0.2mmくらいを目安とする。
左手の5番鑷子をカウンターに当てて、スッと一息に針先を血管内からのぞくところまで刺し込む。

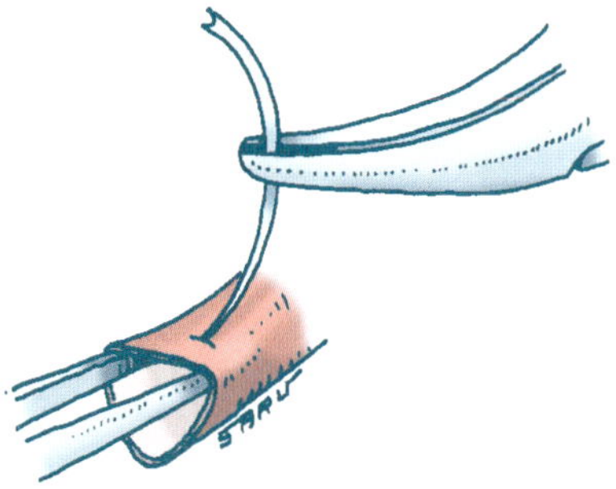

針は血管壁に対して垂直に刺すのが理想だが、細い血管の中で針先を90゜回転させるのはなかなか難しい。5番鑷子で血管壁を傾けるように持ち上げて、針と血管壁の角度を直角にする。そうすれば針を直線的に刺すだけでよいし、針も抜きやすい。

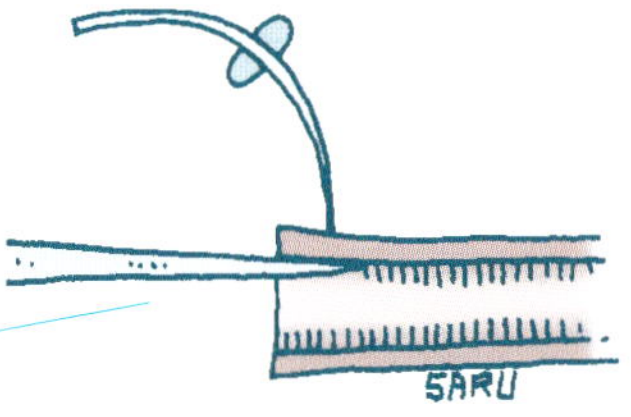

90゜回転はむずかしい。

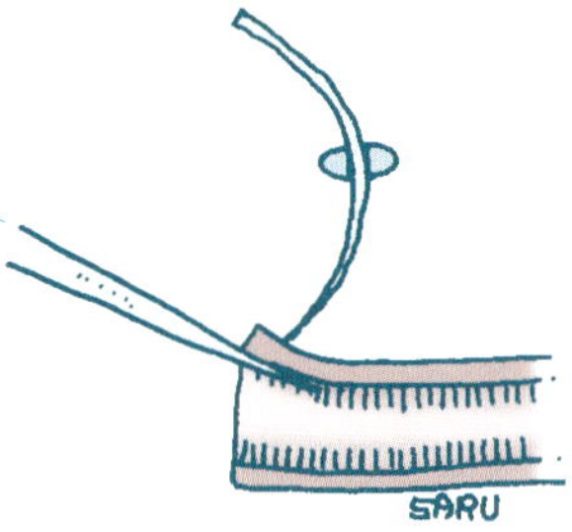

鑷子を少し持ち上げると楽になる。

2 持針器を離すと同時に5番鑷子で針をつかむ。
両方でつかんだまま動かすと針穴が裂けて広がってしまうので、気をつける。
針先をつかむと針がはねてしまうことがあるので、なるべく真ん中あたりをつかむ。
真ん中をつかめない時は持針器で少し針を送る。

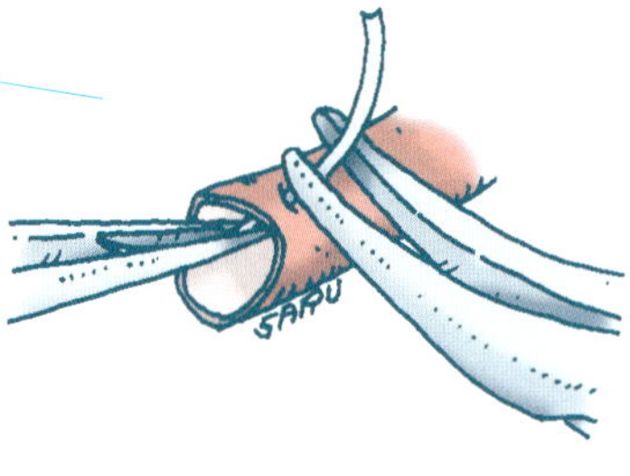

3 鑷子で針を抜く。
無理な方向に抜くと針穴が広がってしまうので、あまり強く持たず、針の弧に合わせてスーッと抜く。抵抗が強く血管もいっしょに引っぱられてしまうようなら、持針器で血管を押さえて、刺入部に力がかからないようにする。

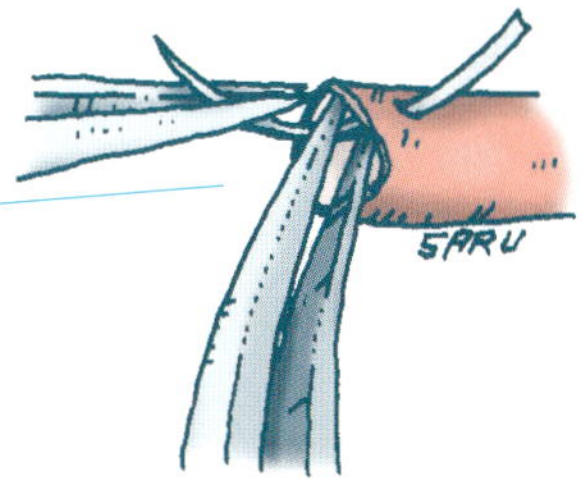

4 針を抜いたら、あまり長く糸を引かず、すぐに針の真ん中をロックしないで持つ。

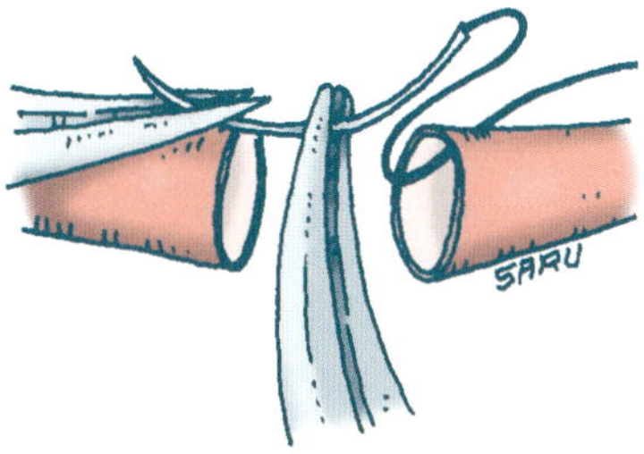

5 鑷子で血管壁を持ち上げて内腔を広げる。
血管内腔のかけるところに針先をあてる。

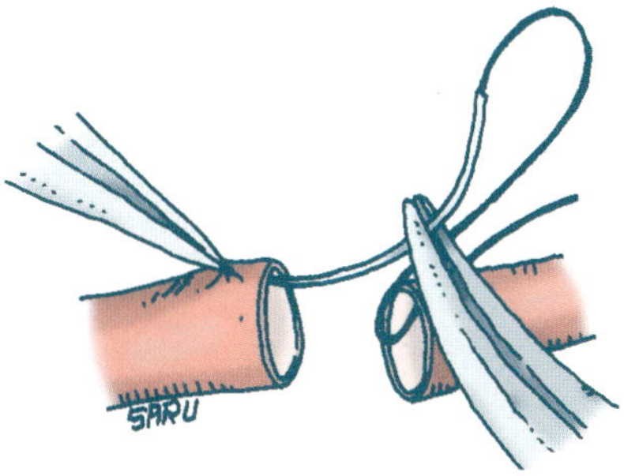

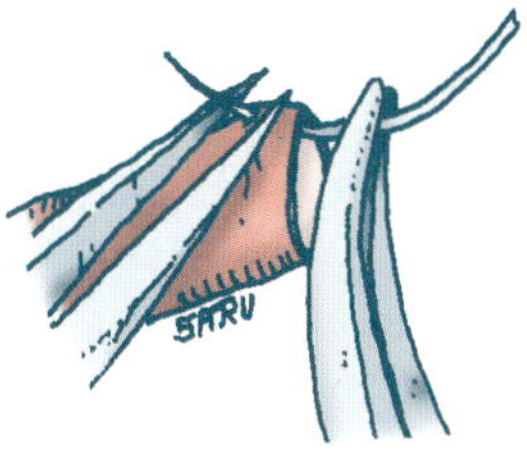

6 針先がずれないようにしながら鑷子をカウンターになる位置にずらす。針と血管壁がなるべく垂直になるように意識して刺す。

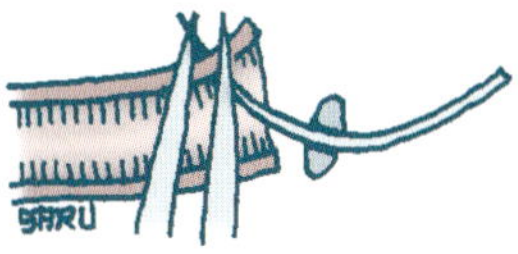

7 鑷子でつかみ、針の弧に合わせてスーッと針を抜く。
抜いたら持針器でつかんでロックする。

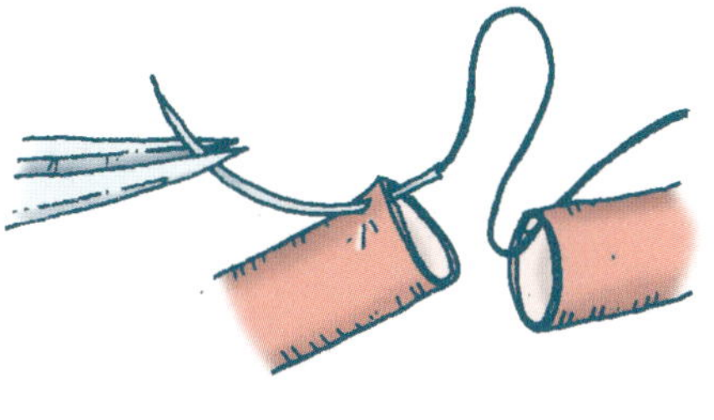

5 糸を結ぶ

1 持針器でロックした針を手前に引くようにして、糸をたぐってゆく。
慣れないうちはせっかく通した糸が、アッと言う間に抜けてしまうこともある。まずは、肘を曲げながら持針器をゆっくり引いてこよう。

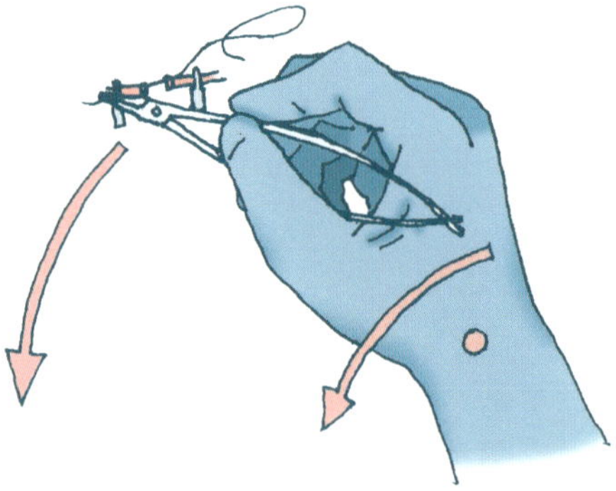

2 断端の方向をよく見ていると、端が近づくにつれて少し糸が震えてくる感じになる。

そうしたら、そこからは肘は固定して手首を曲げるようにして持針器を引き、スピードを落として断端を見つける。

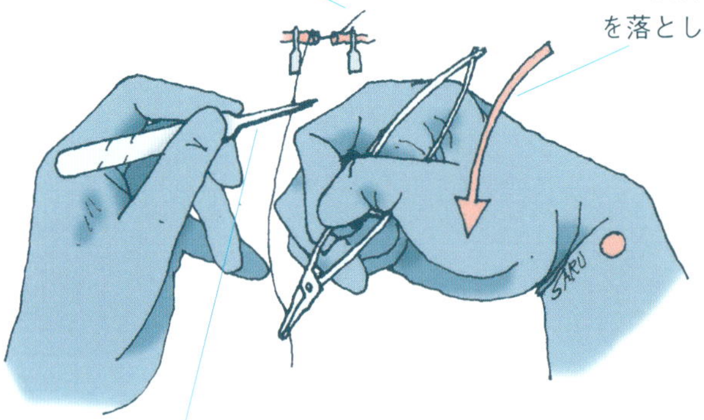

糸の断端が視野に入ってきたら、左手の5番鑷子で糸をつかみ、それから持針器を置く。こうすれば持針器が転がったりしても糸が抜けないですむ。

3 右手を5番鑷子を持ちかえ、左手で糸を少し引く。
右側の糸が血管にぺったり張りついていると結紮するときに糸を拾いにくいので、右の鑷子で下敷きの上に置いておく。

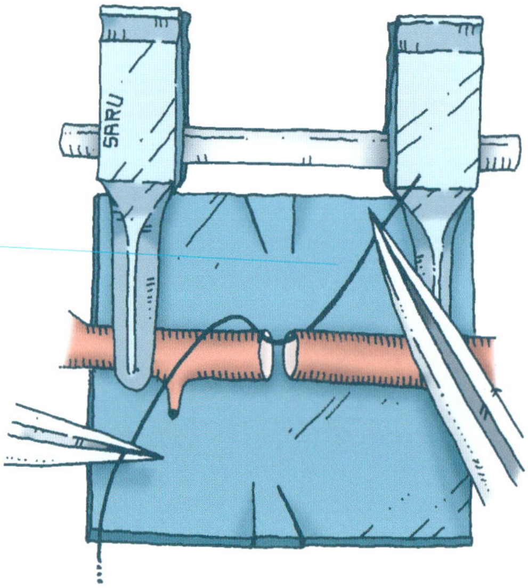

4 左の鑷子で糸のゆるみをつくりながら右の鑷子を糸の上にのせる。

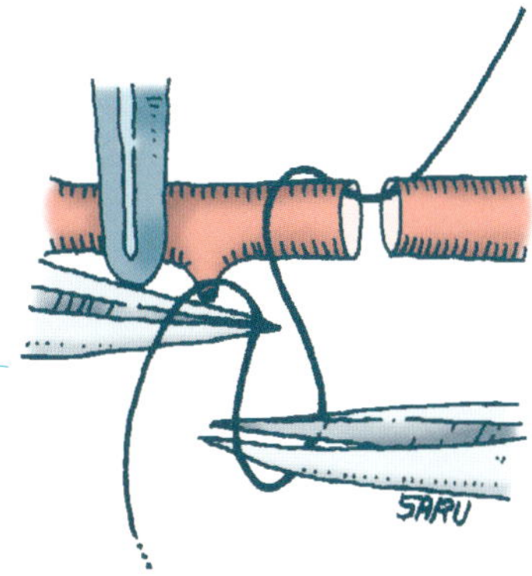

5 左でループを作ってまき、右はループに収まるように動かす。

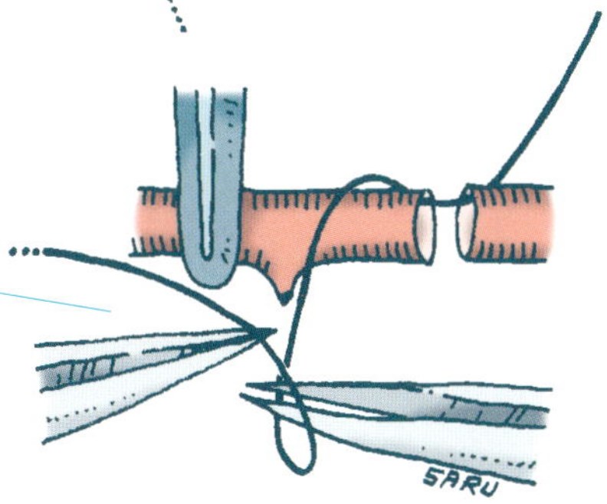

6 左はそのままで、右で糸の断端をつかみにゆく。

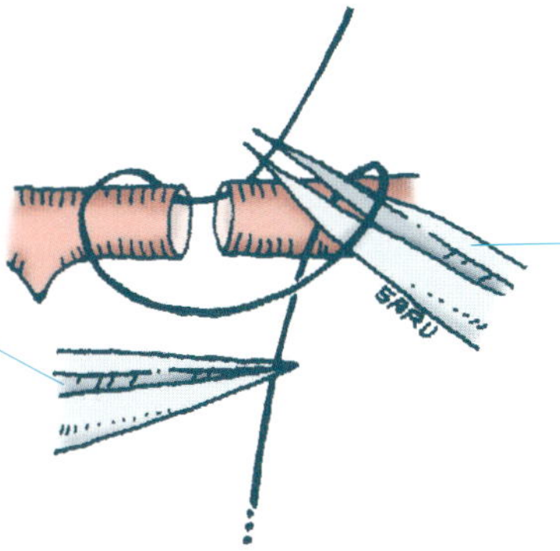

7 左の鑷子を右上に移動させ、右の鑷子は左下に移動させる。

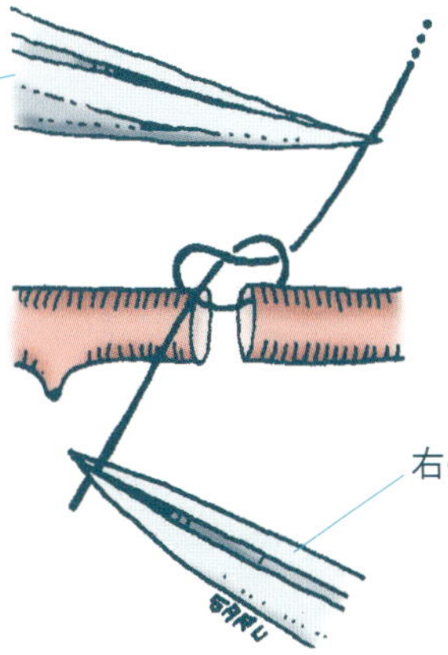

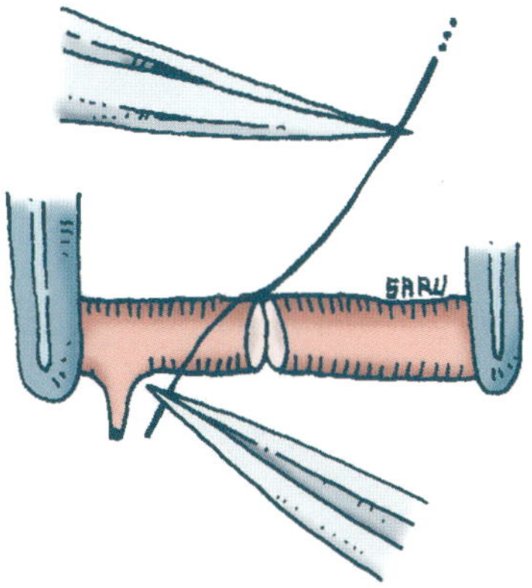

8 このとき糸は血管に平行に引くのではなく、やや斜めに引いて少し持ち上げるようにしながら締める。そうすると血管同士が外反しやすいし、次の結紮の時に糸が血管に張りつかず拾いやすい。あまり強く締めつけないようにする。

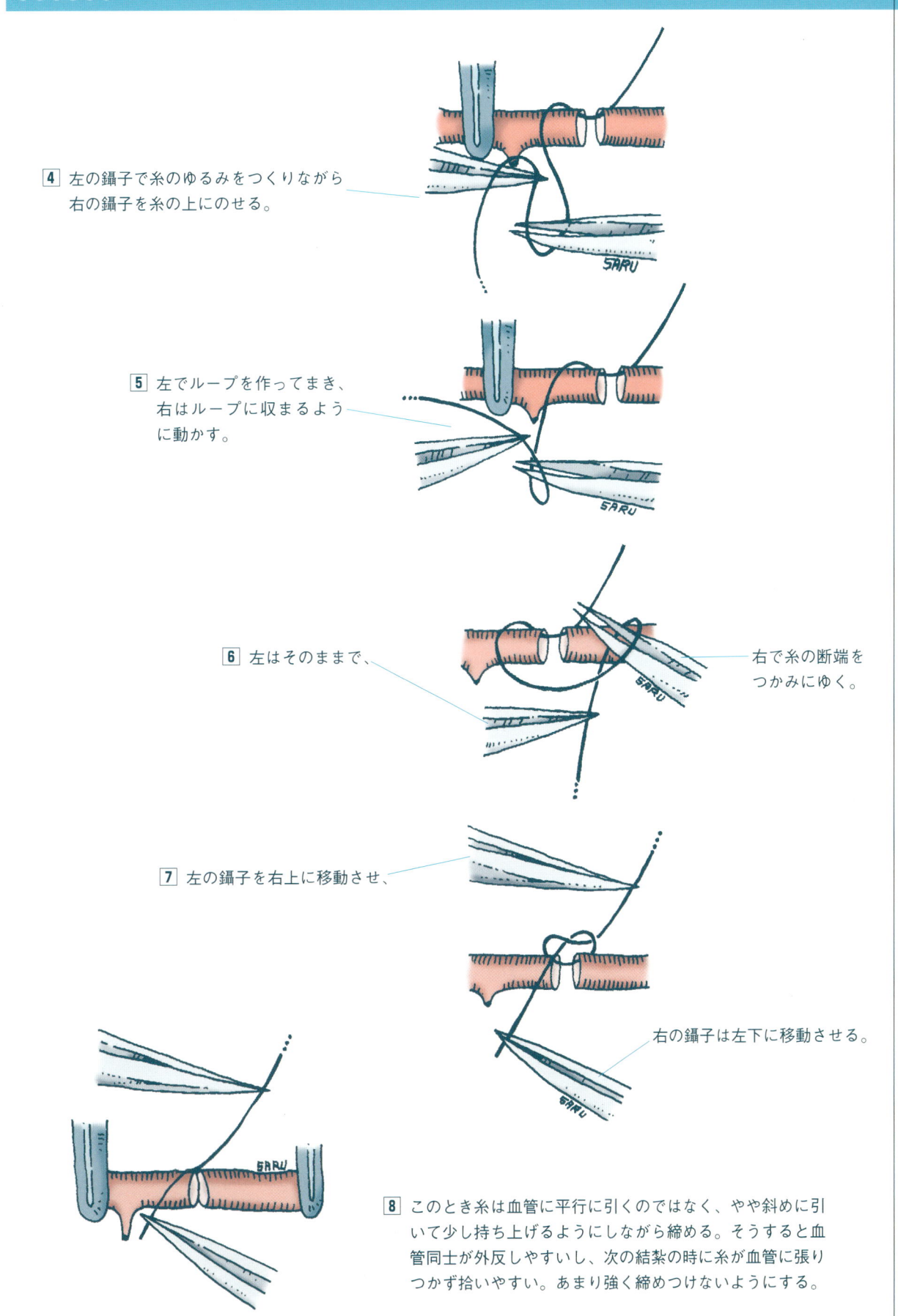

9 左は離さず右の鑷子を離して、

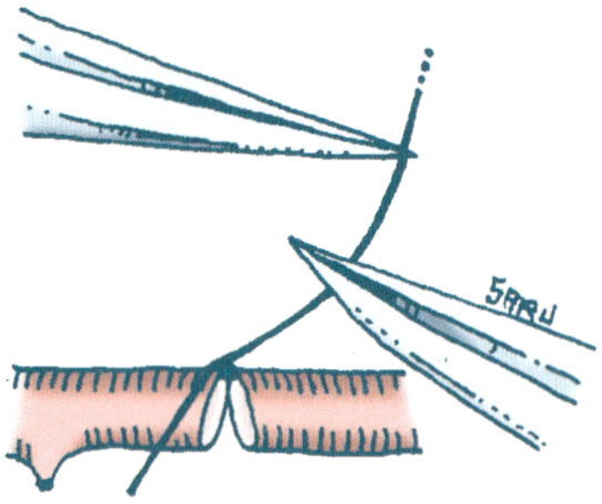

10 左で持った糸をそのまま上から右の鑷子に巻き付け、

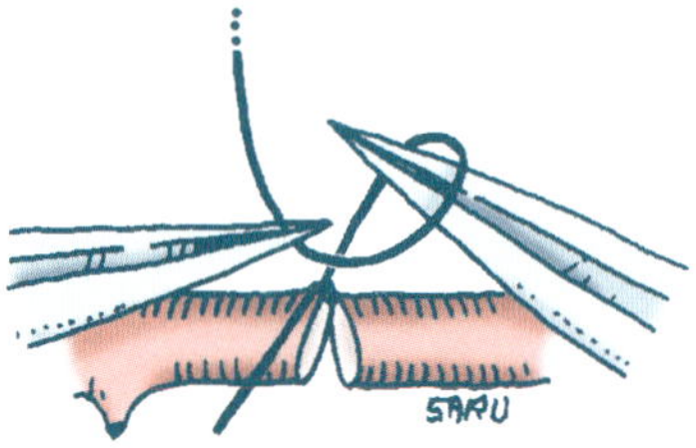

11 右の鑷子で糸の断端を拾い、

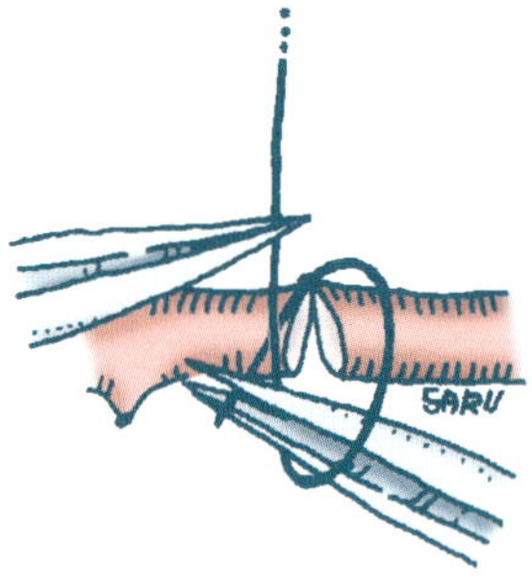

12 2回目の結紮をする。結紮は2回でよい。

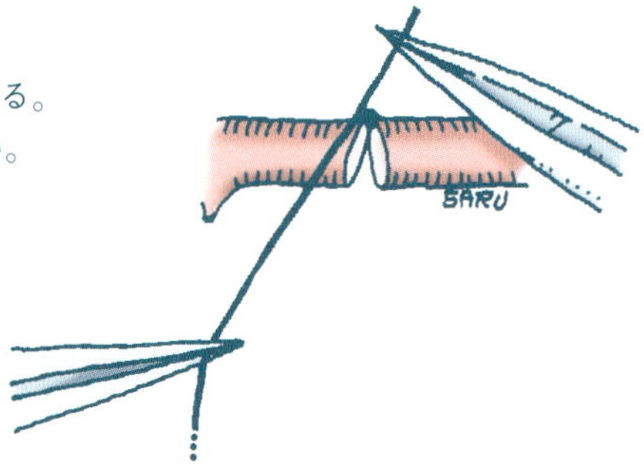

13 左の糸は鑷子でつかんだまま、右手をハサミに持ちかえて左の糸を切る。

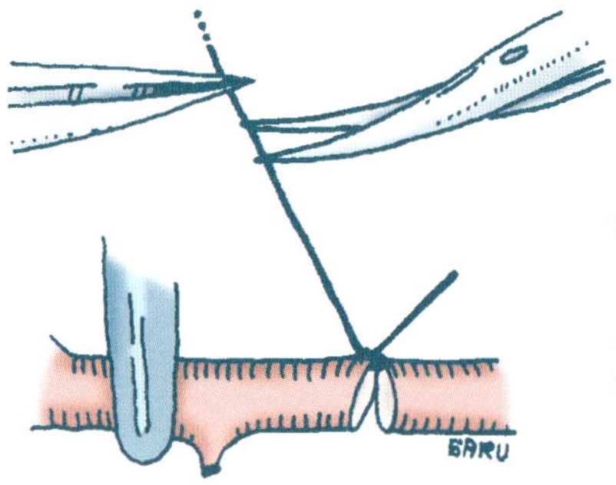

続いて右の糸を短く切るが、あまり短いとほどけたり吻合部の間に入りこんで出すのに苦労するので少々長めでもよい。

14 長く残した左の糸を下敷きの上の切れ目に引っかける。

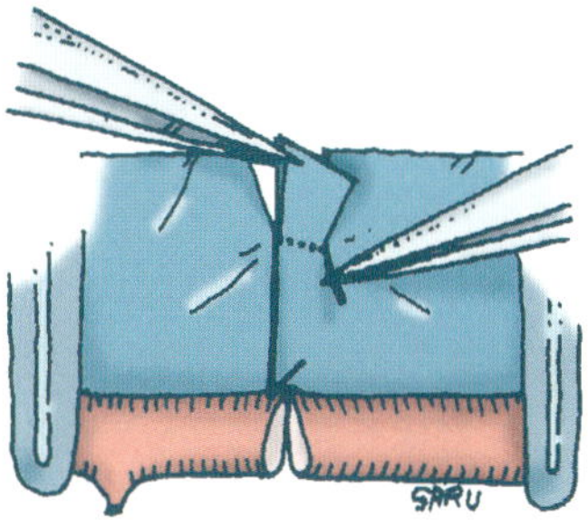

この方法では、常に針は持針器についているので、見失ったり何度もつかむ手間がない。欠点は、持針器が転がると糸が抜けたり、血管がちぎれたりすること。それを避けるために、持針器を置いている間は常に左の鑷子で持針器と血管の間で糸を把持しておこう！

6 2針目をかける

1針目と180°のところに針をかける。

基本的な運針は1針目と同じだが、手前の位置を同じ側から縫うので、脇をグッと締めて持針器を寝かすようにするとやりやすい。

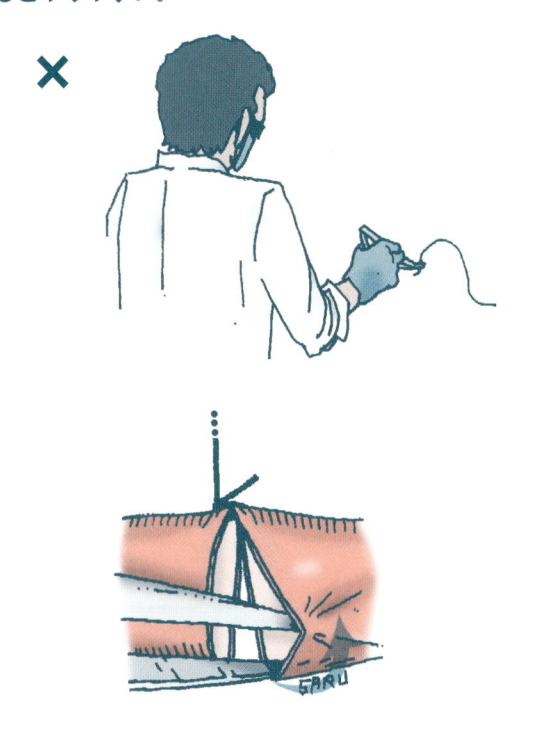

×

○

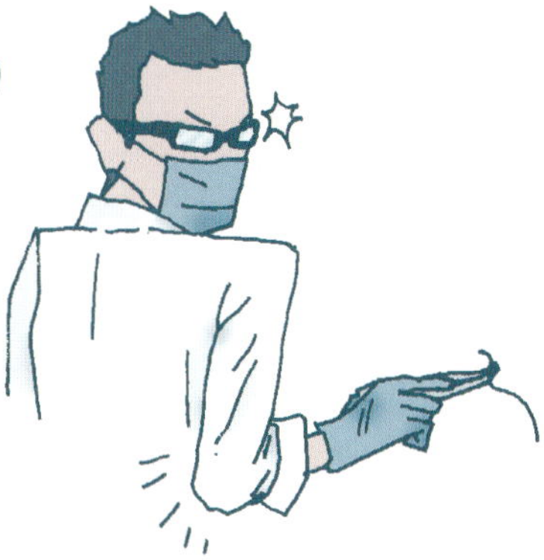

1 鑷子を血管内腔下方に入れて、軽くテンションをかけながら上下に回転させると、表と裏の余りぐあいから、180°のところがよくわかる。

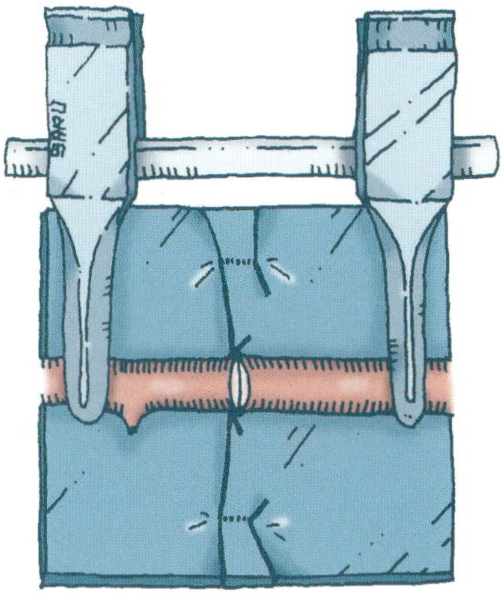

2 1針目と同様に結紮したら左の糸を長く残して切り、下敷きの下の切れ目に引っかける。
糸がちょうどピンと張るくらいのテンションで引く。
強すぎると内腔を拡げにくく、次の操作がしづらい。

7 ３針目をかける

さて、次はちょっとコツのいる３針目だ。

１針目と３針目の間はどうしても間隔が広くなりやすく、あとから“もれ”が起こりやすい。それは顕微鏡で上から見て等間隔でも、実際は長さが異なっているからだ。

しかもここからもれると後から糸がかけづらいので、なるべく１針目に近い部分に針を刺すようにしよう。

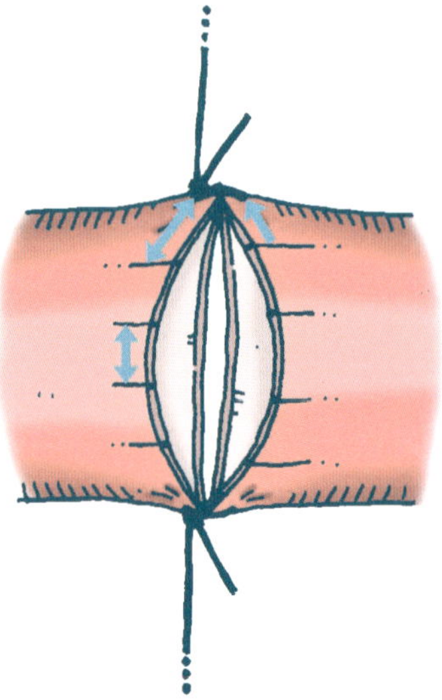

1 鑷子を内腔へ入れて少しだけ広げる。
この間に針を刺したくなるが…。

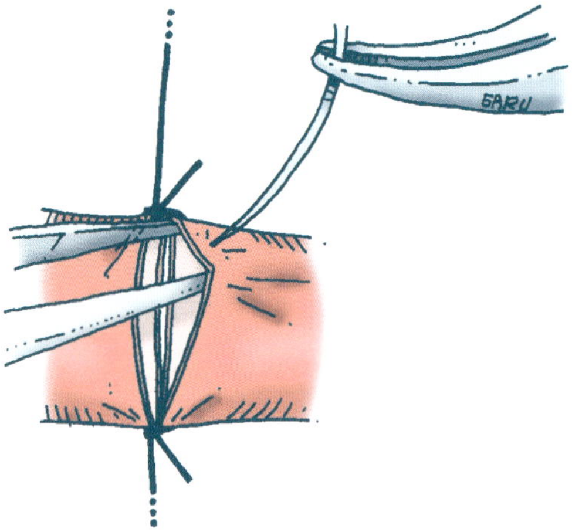

これでは１針目との間隔が開きすぎるので

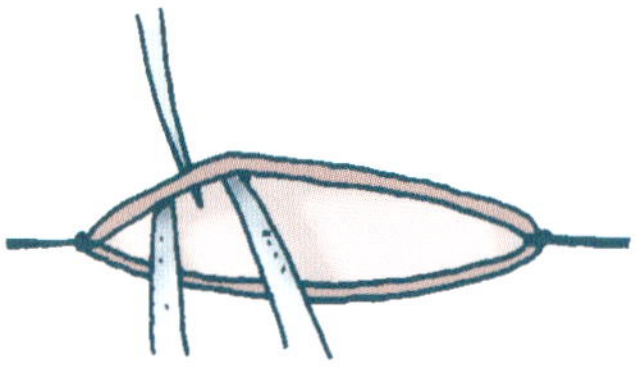

鑷子に針をあてて、外膜を引っかけて止めておくようにする。

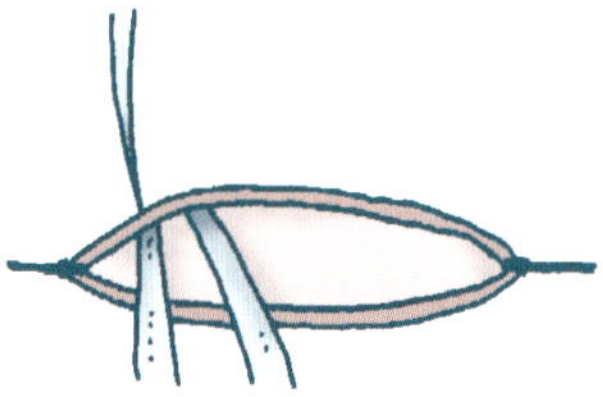

そしてそのまま鑷子を奥にずらして、

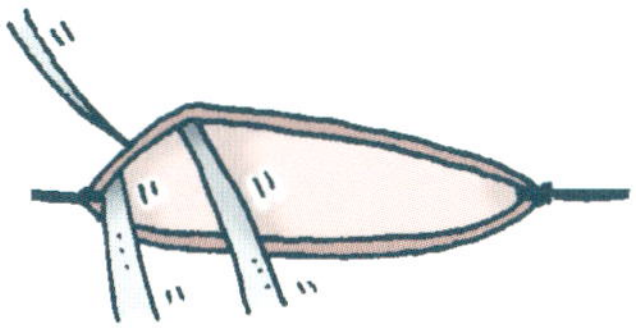

ぐっと針を進める。

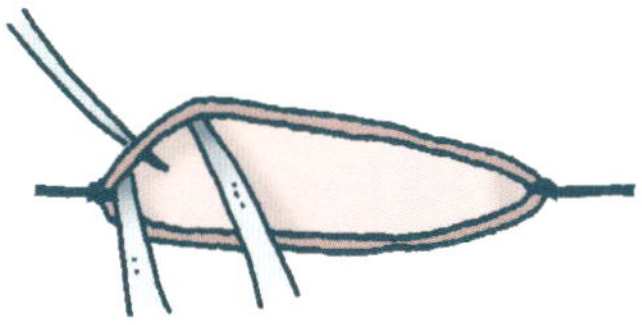

2 針をいったん抜いたら、鑷子で外膜を持ち、把持した部分と
1針目の間から針を通す。

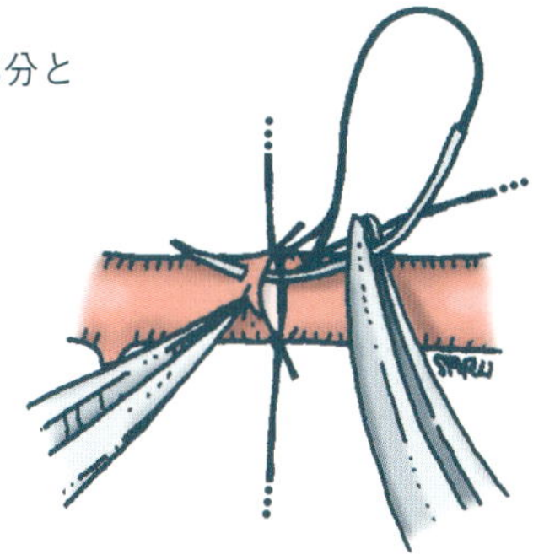

3 糸を結んで短く切る。

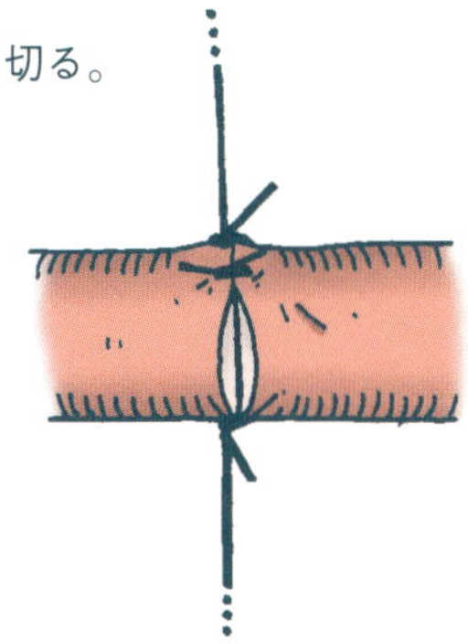

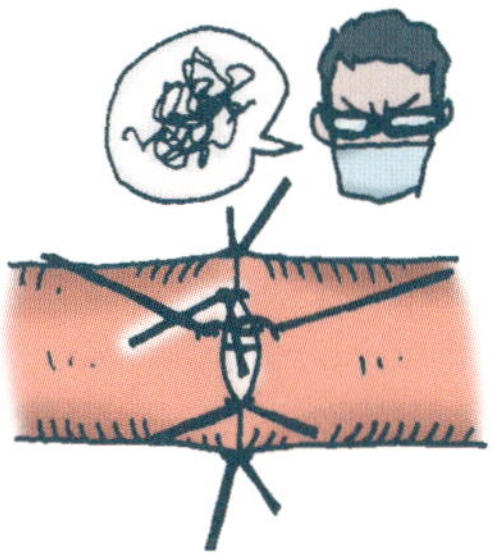

長すぎると隣を縫った糸を結ぶ時に
邪魔になる。

8 4針目をかける

3針目と同様に間隔が広くならないように縫う。

針を上向きにしなければならないので、しっかりと脇を締め、手首を下に押しつけるようなかんじで手を寝かせるとやりやすい。

9 5針目以降をかける

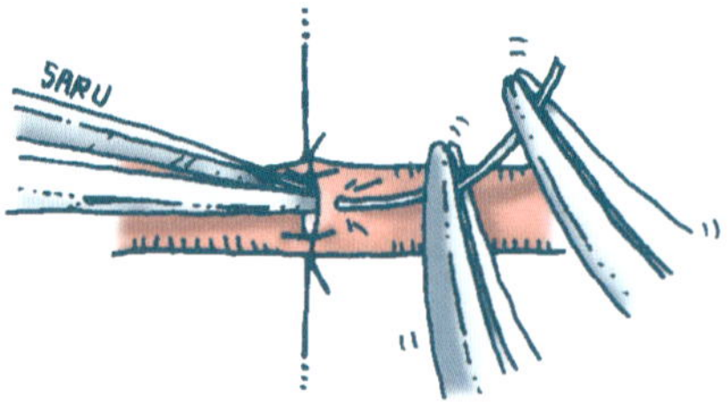
SARU

1 3針目と4針目の間を縫っていく。
通常2～3針いる。

2 針先が血管壁を貫通したら、針を抜かずにやや尻尾の方を持ち直す。

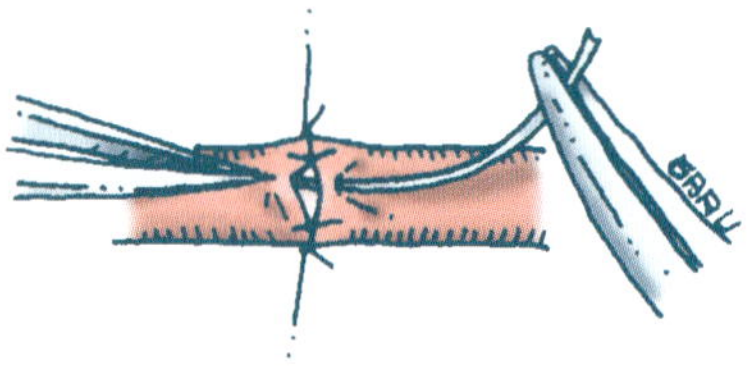
SARU

3 左の血管壁をつまんで持ち上げ、その下をくぐらせるように針先を入れ、ぐっと押しこんで縫う。
ここでは、裏にある血管をいっしょに縫いこんでしまうこと（裏がけ）をしないように注意する。

4 裏がけを防ぐためには、いちど針を左の血管内腔に差し込み、引いてくるとよい。裏がけしていると抵抗があって差し込めないのでわかる。

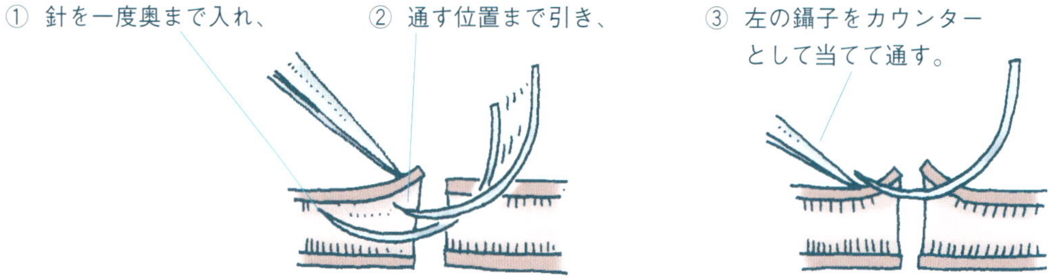
① 針を一度奥まで入れ、
② 通す位置まで引き、
③ 左の鑷子をカウンターとして当てて通す。

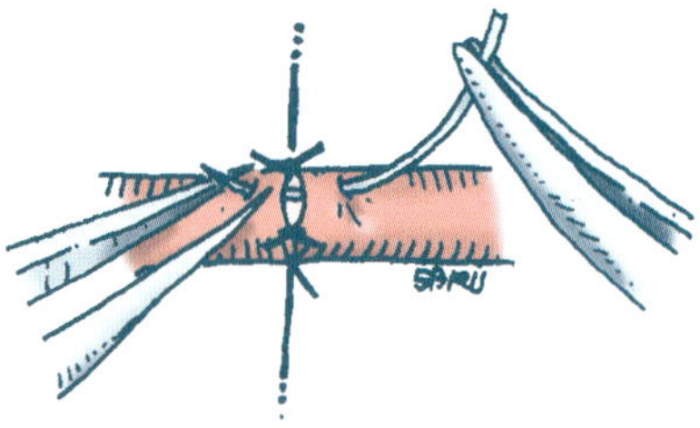
SARU

5 左の鑷子で血管をやや押し込んでカウンターとし、針がなるべく垂直に出るようにして、内反を防ぐ。

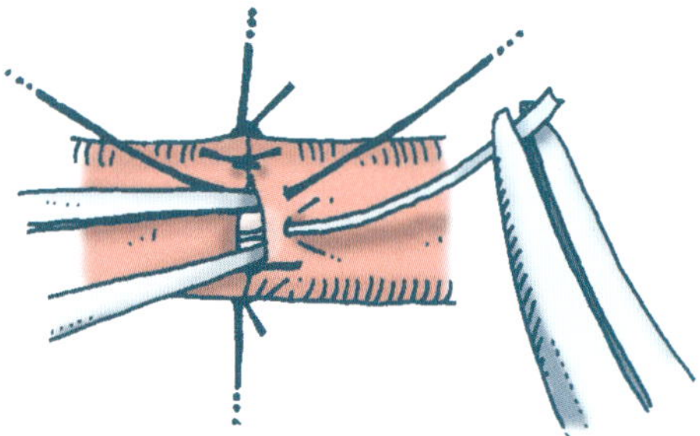

6 最後から2針目の糸は結ばずにおき、最後の1針を通す際に鑷子が血管内腔に入るスペースをキープする。
このアンタイ（untied）の糸は抜けたり、邪魔にならないように上にきちんとよけておく。

10 動脈の後面を縫合する

表の縫合が終わったら、上下の牽引糸を外しクリップを裏返し、牽引糸をかけ直す。

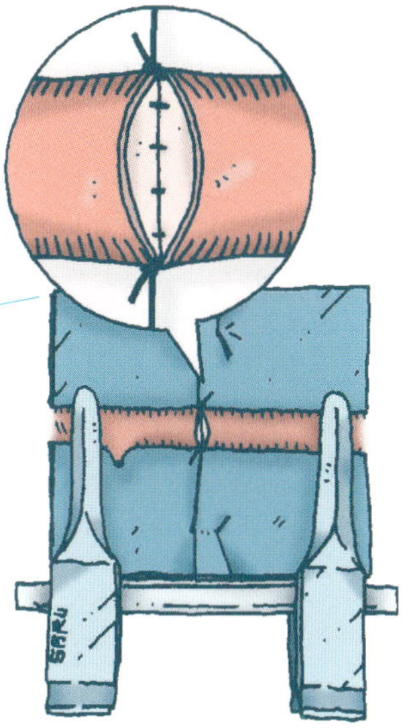

ヘパリン生食で血管内腔を洗って、中を観察する。裏がけがあったり、血管の外膜しかかけていないような糸があったら残念！クリップをもとに戻して断端を完全に切り離しリフレッシュして、一からやり直す。ガンバレ。

裏面も基本的には表面の縫合と同じ順序で行う。
最後の糸を結ぶ前にヘパリン生食で血管内腔を洗浄しておくとよい。

さて、いよいよ最後の糸を結び終えたら牽引糸を短く切ってクリップを表に戻してから、クリップを外す。

血流を再開した瞬間は大体血液が漏れるものなので、キシロカインをかけてから生食ガーゼを上にのせて、しばし休憩する。

１～２分してガーゼをどけたときに、まだかなり出血しているようなら、生食をかけながら出血点を確認してから、再びクリップをして糸をかける。

血管内に鑷子を入れられないので少し難しいが、周辺の糸などを左の鑷子でつかみ上げてカウンターフォースとする。あるいはクリップをかけず、血液が充満した状態で糸をかけてしまう。ただ本来こうならない方がよいので、次回は糸の幅が均等になるように気を配ろう。

11 Patency testをする

吻合部の確認をしてみよう。

吻合部より遠位の血管を左右の鑷子で把持し、血管をしごくように遠位部の鑷子をさらに遠位に移動させ、近位の鑷子を離す。

つぶれていた血管がポンッと広がったら吻合成功！

広がらなかったら失敗である。

1 吻合部より遠位を把持し

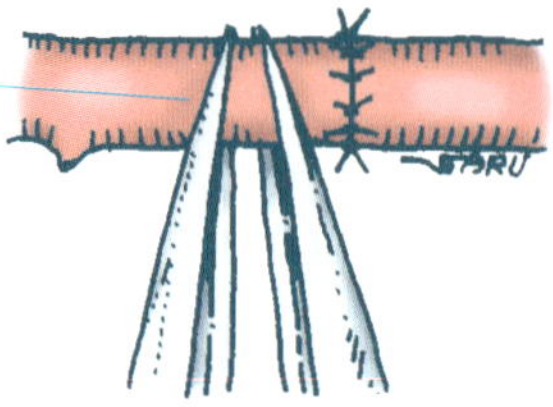

2 遠位の鑷子でそっと血管をしごく。

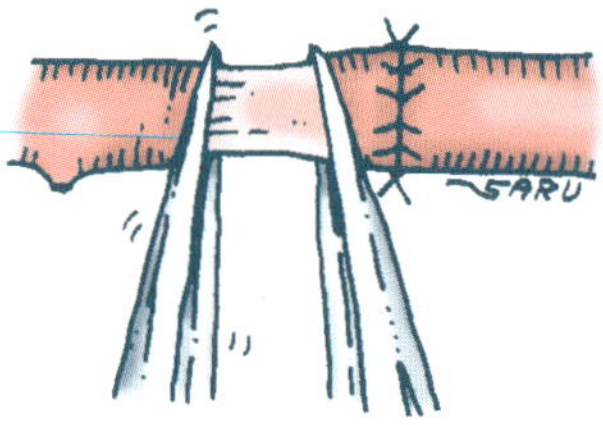

3 近位の鑷子を離す…。

○ 成功ヽ(´∇`)ノ

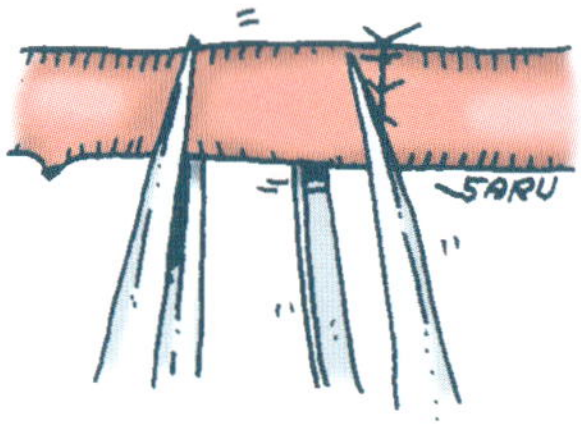

✕ 失敗…

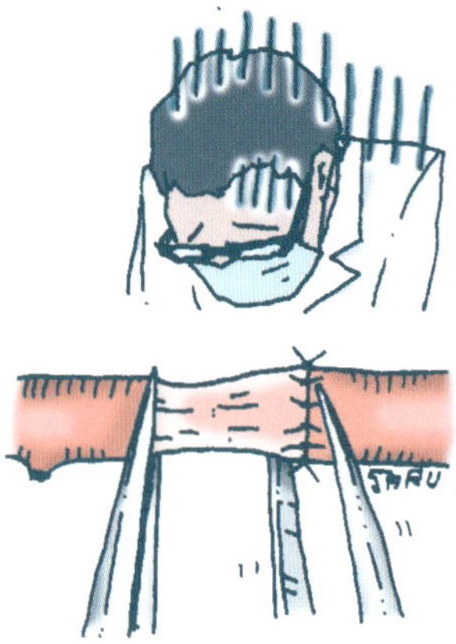

12 静脈を吻合する

静脈も動脈と同じようにクリップをかけ、切断する。

静脈は切断すると断端が縮みやすく、また壁が薄く透明な感じなので、内腔がわかりにくい。

血管を持ち上げながら、ヘパリン生食を断端にやさしく流し込むと、“フッ”と膨らんで内腔がわかりやすくなる。

それでもわかりにくい時は、その部分にかぶさっているモヤモヤをちょっと取ってみるとよい。

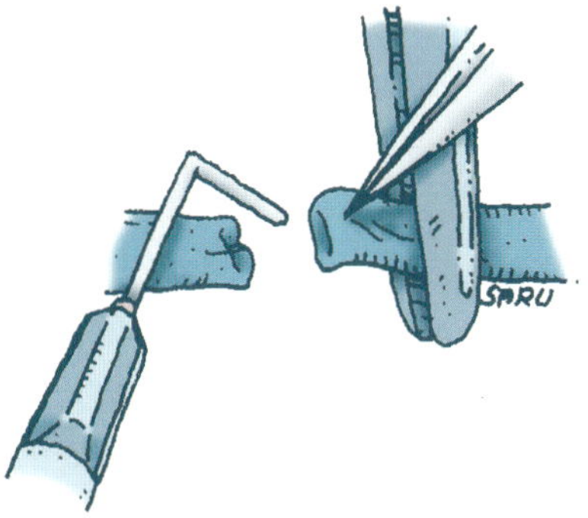

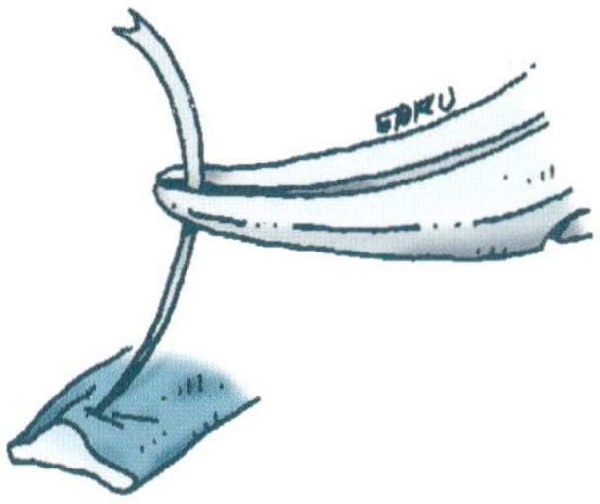

鑷子を入れる時には、右手の針をフックのように活用して、血管壁を持ち上げるとよい。

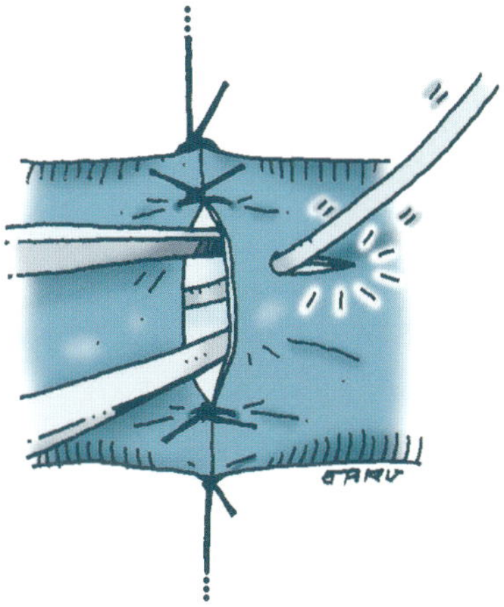

運針については基本的には動脈吻合と同じでよいが、静脈壁は動脈壁よりもはるかにもろく破れやすい。

ガッチリつかんだ針を壁に刺入したまま大きく震えると、壁が裂けて大穴があくことがある。できるだけ針はそっと持って、壁を貫通したら、すっと離すようにする。特にこれは5～6針目で起きやすいので、手首、肘をリラックスさせつつ軽く脇を締めて、スムースな針の角度をキープしよう。

縫合のスタイルについて

縫合にはいくつかのスタイルがある。

まずはこの本に書いてあることをそのまま真似すればよいと思うが、先達のスタイルをいろいろと試してみるのもよい。最終的には、自分に一番しっくりくる方法をみつけ、それを繰り返し練習する。

1針目と2針目の位置について

● 180° Seidenberg法（本書で用いている方法）

〈利　点〉　・2針目の位置を決めるのが簡単（特に口径差があるときに有効）

〈欠　点〉　・1針目と2針目をかけるのが技術的にやや難しい

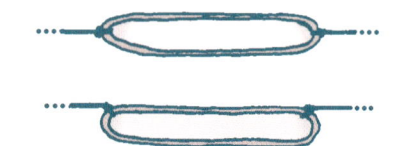

● 120° Cobbett法

〈利　点〉　・1針目と2針目をかけるのが楽

〈欠　点〉　・2針目をずれた位置にかけてしまうと、表を縫って血管を裏返したときに、大きな長さ違いが生じる。

縫合の順番について

順番については、4針目を下にかけないで、3針目以降上から順に縫う方法もあり、慣れると速い。

いずれの方法も、初めにどの位置に針を刺して何針縫うのかをある程度イメージしておくことが大切だ。

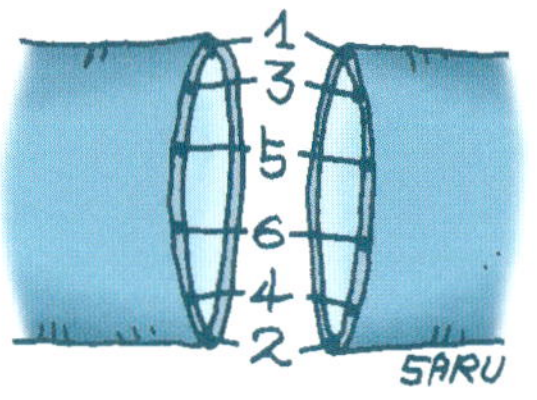

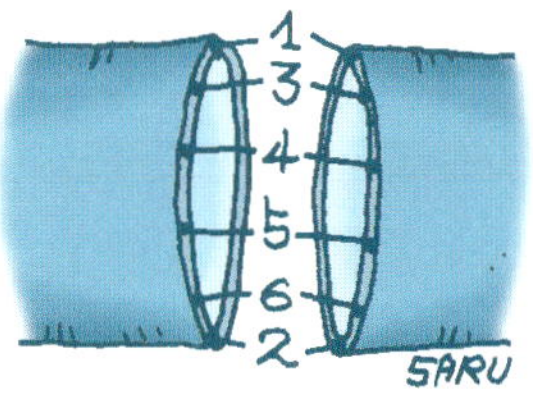

3-6 皮弁移植

1 皮弁を挙上する

さて、ある程度安定して運針ができるようであれば、皮弁移植に挑戦してみよう。自分の吻合技術の達成度が一目瞭然だし、なにより移植の醍醐味が味わえる。

まずは、大腿動静脈を茎とする皮弁を挙上し、これを同じ部位に戻して吻合してみよう。血管茎の条件は全く同じなので、これまでの吻合練習となんら変わらないだろうが…生着した…という気分は何とも言えない。

これがうまくいったら、皮弁を頸部に移植する。こちらは、血管径も違うし、壁の厚さ、固さも違うためかなり難しい。術野も深い。はじめは相当苦労すると思うが、これを乗り越えれば、臨床が待っている。スキルアップは、かならず、これまでとは違う新しい感覚をサージャンに与えてくれる。

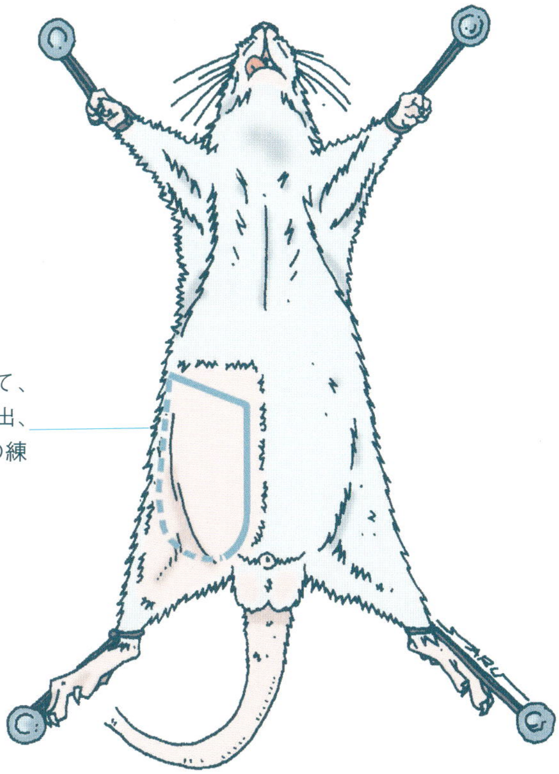

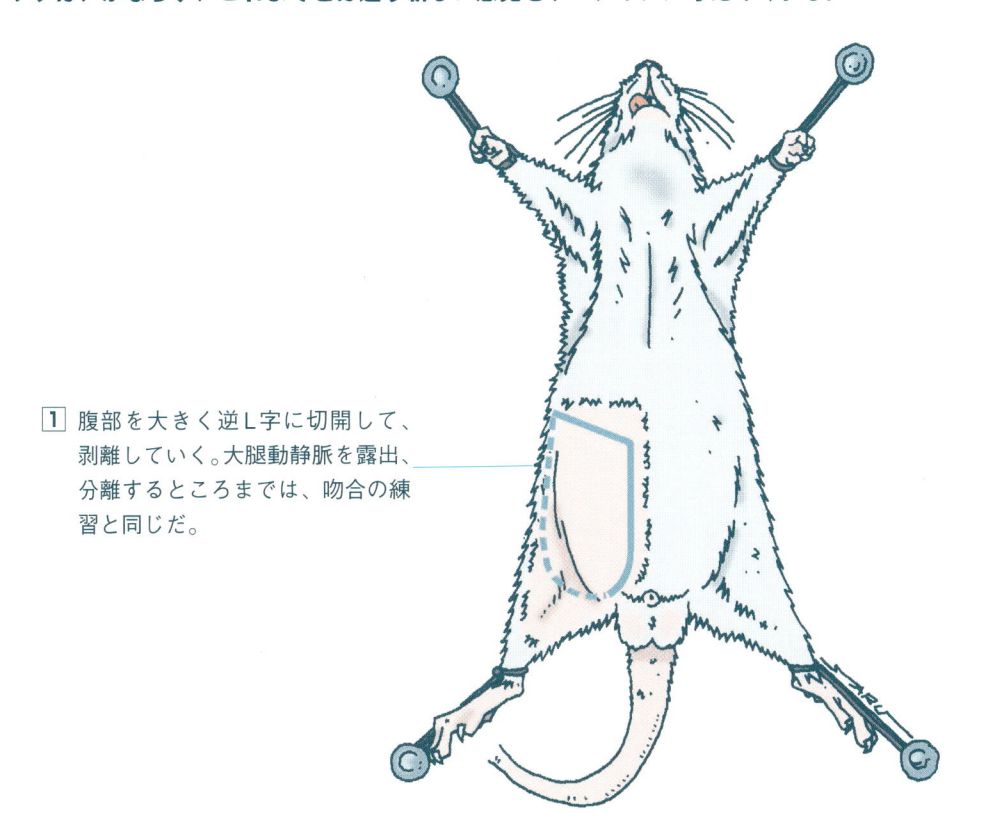

1 腹部を大きく逆L字に切開して、剥離していく。大腿動静脈を露出、分離するところまでは、吻合の練習と同じだ。

2 浅下腹壁動静脈より遠位の大腿動静脈を処理する。大腿動静脈は浅下腹壁動静脈を分岐してから4～5mmのところでもう1本分岐する。
2本とも（まとめてでもよい）マイクロ下で7-0ナイロンなどを用いて確実に結紮処理する。
バイポーラで焼灼処理しようとすると、下への分岐の遠位部が筋肉内に引っ込んでから大出血したりしてうまくいかないことが多い。

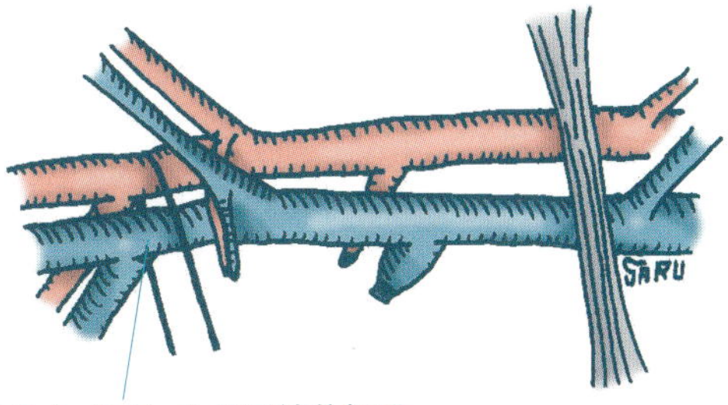

7-0ナイロンなどで結紮処理。
SIEAの巻き込みに注意する。

3 結紮した糸の断端は、血管を圧迫しない程度にある程度残しておいて、その断端を鑷子でつかむようにするとあとの操作がしやすい。

4 浅下腹壁動静脈が皮下脂肪に入っている部分が含まれるように、はさみを用いて皮膚・皮下脂肪を全周で切開する。

5 皮弁上方には浅下腹壁動静脈の遠位端があるので、しっかり止血する。

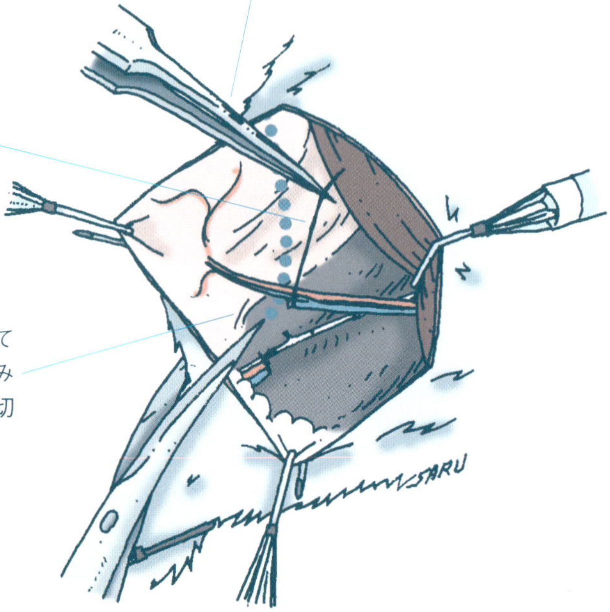

浅下腹壁動静脈はとても繊細な血管で、一度でも強く引っぱってしまうと不可逆的なspasmを起こして血管吻合しても皮弁に血流が入らない、ということがあるのでていねいに扱おう。

6 皮弁を挙上した後は、知らないうちに皮弁が下に落ちてpedicleに緊張がかかっていたりするので、ガーゼを周りに敷いて皮弁が落ちるのを防ぐ。

7 残しておいた糸で上に持ち上げながら、皮弁と下床の間の膜やモヤモヤを剥離して、皮弁が血管茎のみで本体と付着している状態にする。

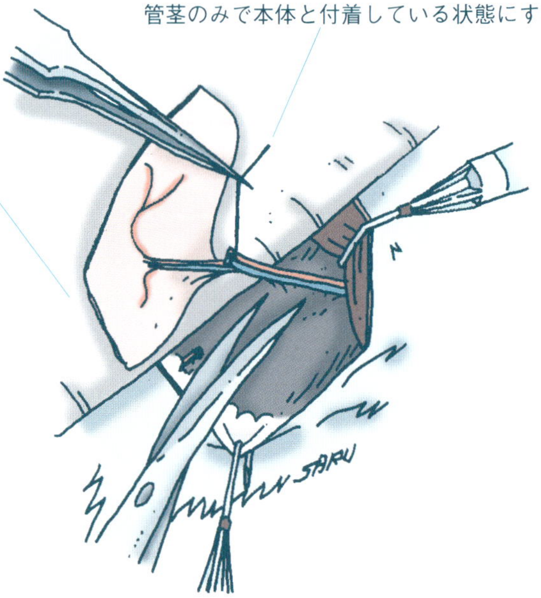

8 皮弁をそのまま同部位に移植する場合は、通常の動静脈吻合と同じところで切って再吻合する。

9 頸部に移植する場合は、大腿動静脈にクリップをかけた後、大腿動静脈の基部で結紮・切離する。

2 頸部血管：静脈を露出する

静脈はすぐに攣縮するため、動脈より先に剥離しておく。術者が右利きの場合、初めのうちは左頸部の方がやりやすいだろう。頸動脈は深いところにあるので、血管吻合するときに頸動脈の近位端が左の方が縫いやすいからだ。

頸部を広範に除毛した後、正中を頭部～胸骨上端まで切開する。

1 牽引針を上下にかけて対称に引き、正中を剥離していくと、胸骨舌骨筋と胸鎖乳突筋が露出する。

胸鎖乳突筋と皮膚の間にあるのが唾液腺である。

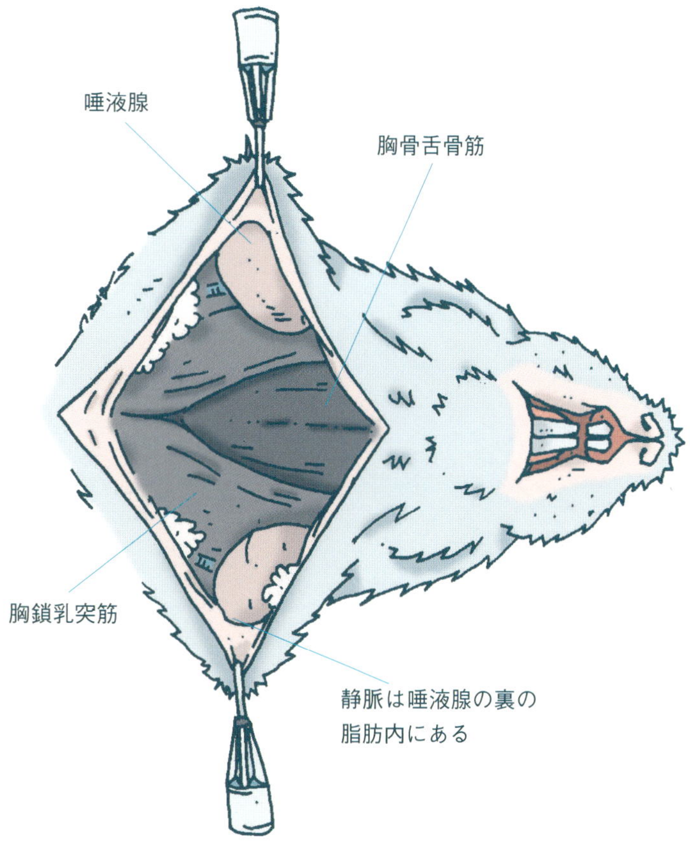

2 唾液腺の裏を剥離すると頸静脈が露出する。静脈は脂肪組織の中に埋もれているため、慎重に剥離する。分枝が非常に多いため、静脈吻合に使用可能な部位は限られている。鎖骨上部か内頸静脈に分岐した後の部分を用いる。静脈吻合部の剥離を終えたら、キシロカインをかけて動脈の露出に移る。

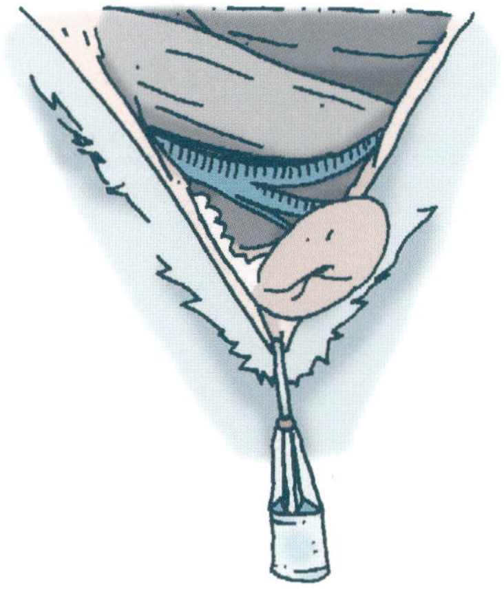

3 頸部血管：動脈を露出する

1 胸骨舌骨筋と胸鎖乳突筋にそれぞれ牽引針をかけ直し、間を剥離する。

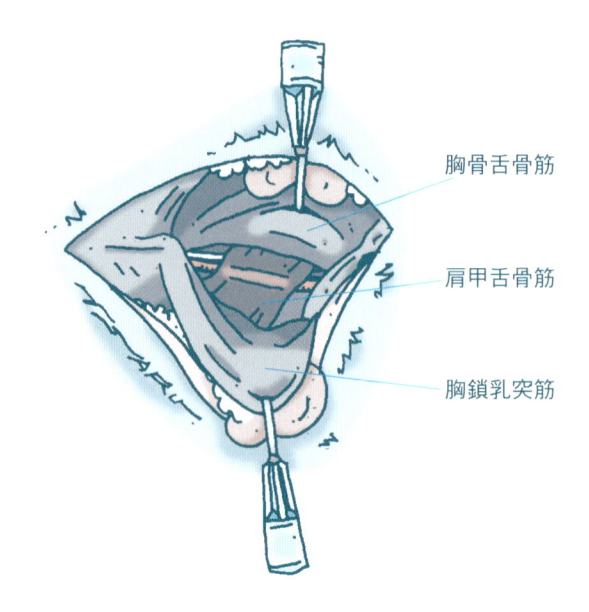

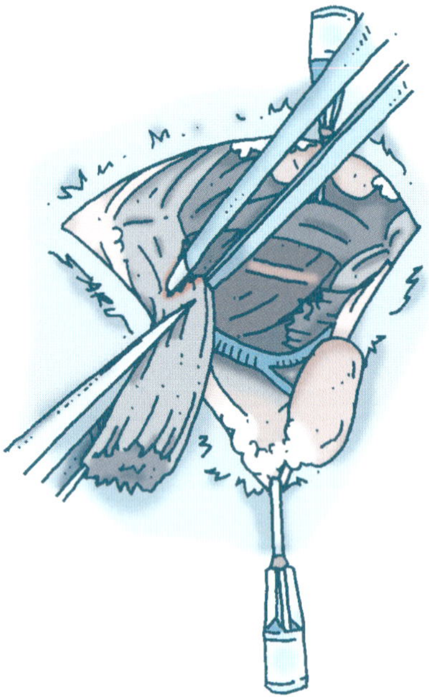

2 動脈吻合の練習のみのために頸動脈を露出するのであれば、胸鎖乳突筋はそのまま下に引いておけばよいが、皮弁を移植するのであれば、皮弁の動脈と静脈が胸鎖乳突筋をまたぐ形になって邪魔なので、切除してしまった方がよい。
はさみで切除すると裏面を走る血管から結構血が出て、止血に難渋することがあるので、バイポーラで焼き切ろう。

3 胸鎖乳突筋を処理すると、動脈の拍動が観察できるが、その手前に薄い肩甲舌骨筋がある。胸鎖乳突筋と同様にバイポーラを用いて切除する。

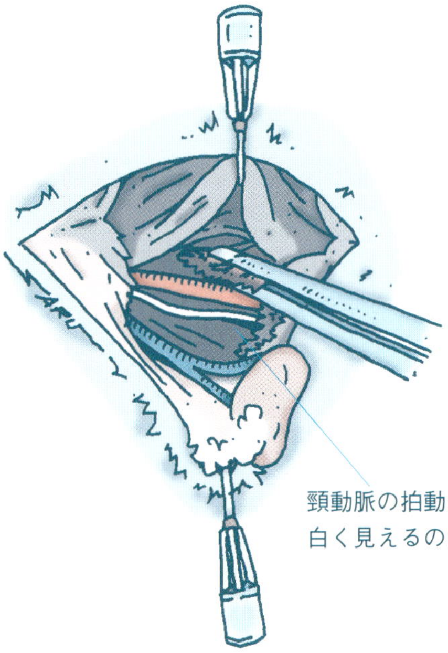

4 5番鑷子を用いて動脈と神経を剥離していく。
一番太い神経は迷走神経である。
迷走神経は強くつまんだだけでラットが突然死することがあるので、直接把持せずモヤモヤをつかんで剥離する。
その他の細い神経は多少切ってしまっても構わない。
頸動脈を上に引いてある程度持ち上がるところまで剥離する。

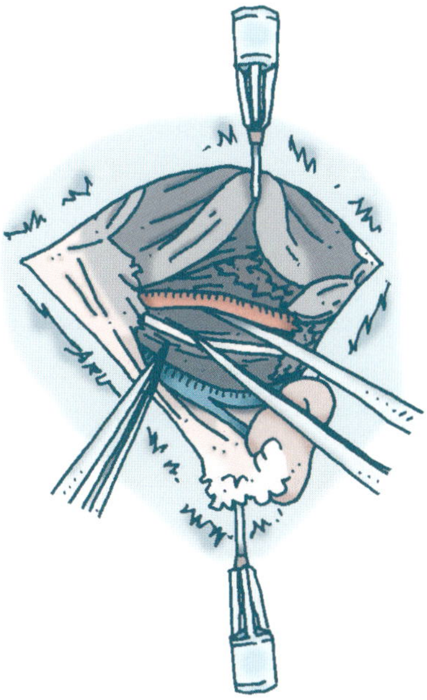

4 皮弁をセッティングする

セッティングの最中、血管の配置に集中するあまり、皮弁が落ちて血管茎が引っぱられたりしないように、ガーゼで台を作っておくとよい。

1 先に総頸動脈を、外頸動脈と内頸動脈に分岐する部分で結紮しておく。

2 皮弁を頸部におき、ダブルクリップを総頸動脈・頸静脈それぞれにかける。
総頸動脈を切断した後に動脈のクリップをかけ直すのは危険なので、この時点でクリップが反転できるかどうかを確認しておく。

3 総頸動脈を吻合する位置で切断する。
切断してどれくらい縮むかわからない時は、一度長めに切って後から切り足すとよい。
静脈は分岐が多く切断する場所をあまり選べないため、切断すると決めた部分の遠位部をバイポーラで把持して、切断してから遠位部を焼灼処理する。

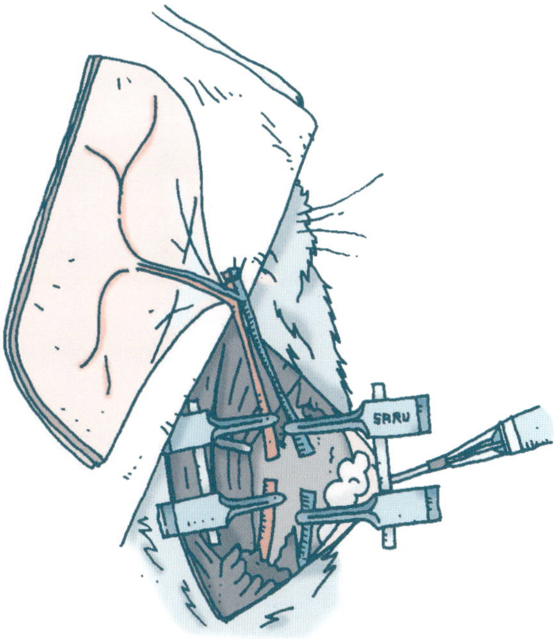

血管吻合に関しては今までと同様。
いくつか注意点・異なる点を挙げると、

静脈を先に吻合して、動脈吻合の前に静脈のクリップを外してしまった方がやりやすい。

多少口径差があるので、特に1針目と2針目を正確な位置にかけることを心がける。
3針目以降は、血管内腔から針を出す前に針を軽く上に持ち上げると、針をさすべき位置を決めやすい。

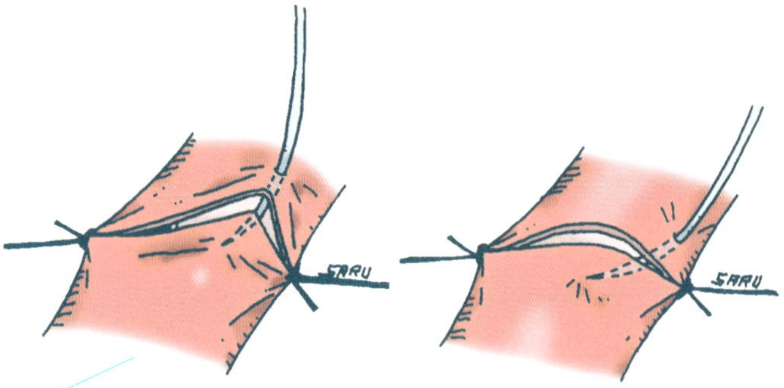

4 動脈・静脈が無事開通したことを確認したら、皮弁を縫いつける。
念のため言っておくが、総頸動脈を使用する以上、左で失敗したから右というわけにはいかない。

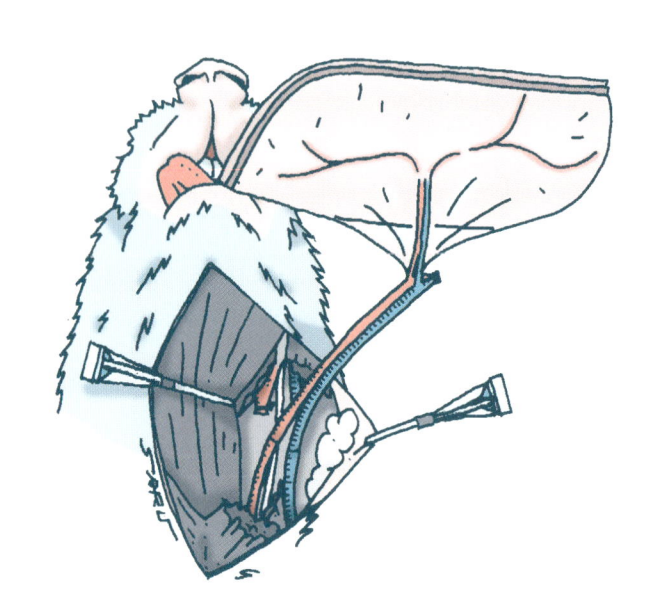

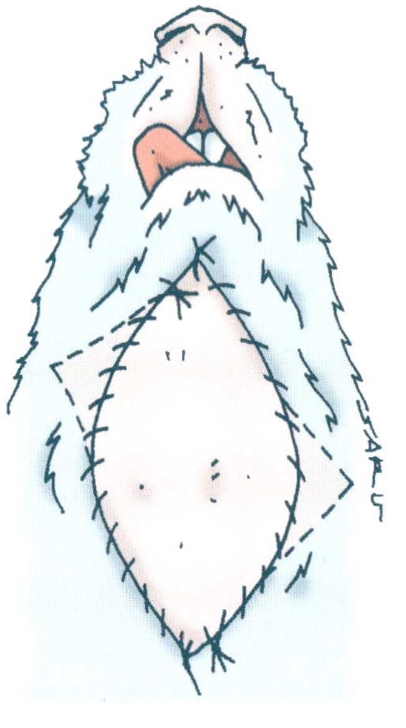

5 皮弁の角を上下に固定してから、皮弁の方を少しだけトリミングする。
皮弁の縫着の際、頸部の皮膚は切除しなくてもよい。

翌日以降に皮弁の生着を確認する。

静脈が詰まった場合は皮弁が黒くなるのですぐわかる。動脈が詰まった場合は初めは良さそうに見えて、あとから少しずつ干からびてくる。

1週間後に皮弁の部分の毛がフサフサと伸びてきていたら成功！
いつまでも実験室にこもっていないで、手術室で腕をふるおう！

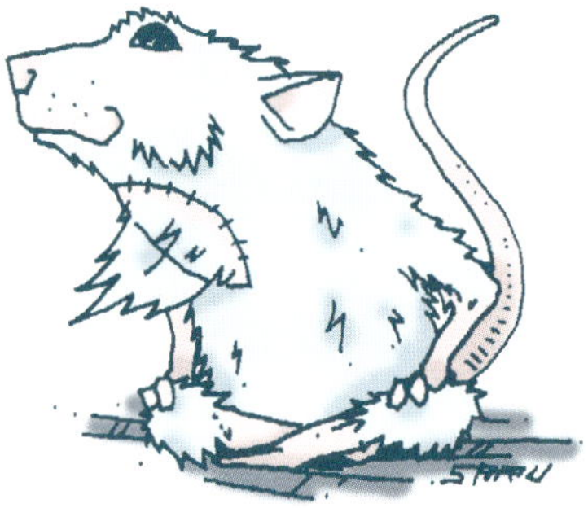

4 臨床での血管吻合

CLINICAL PRACTICE OF ANASTOMOSIS

さあ、ラットでの練習を十分にしたら、自信をもって手術に望もう。実践で学ぶこともたくさんあります。Go for it!!

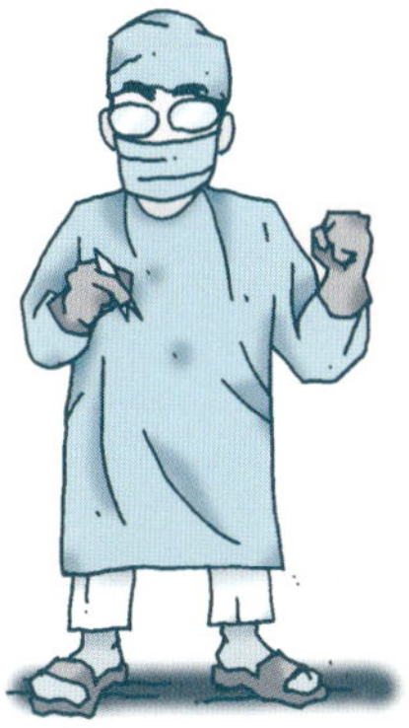

4-1 顕微鏡と作業場の準備

臨床での血管吻合は、基本的にラットで練習してきた血管吻合と同じだ。

ただ、練習と本番、ホームとアウェー、1人と観客入り、自己満足と他人の評価…などなど、同じようにさせてくれない要素がてんこ盛り。こういった心理的なストレスをできるだけ少なくするためにも、現場の環境作りは大切だ。できるだけよいパフォーマンスが発揮できるように、作業場の準備を行おう。

■術者の位置

まず自分がどこに立つかを決める。立って縫っても、座って縫っても構わないが、まずは吻合部ができるだけ自分に近い位置になるような場所を選ぶ。そのうえで、吻合血管の方向が自身と平行となるように、場所を調整する。

しっくり決まらないときは、患者の頭や手足の位置を変えたり、ベッドの傾きを変えてもらったりして、なるべく術者に無理のない位置を設定する。

■顕微鏡の設置

次に顕微鏡の位置を決める。器械出しナースが、自分の利き手側に座ってもらえるように、場所を決めよう。アームが短ければ左右、長ければ前後左右に置くことができる。始まったら約1時間ほどは、この位置で作業をするので、よく吟味する。

■作業場の作成

これで大方の場所が決まったので、作業場を作りにかかる。

基本は、できるだけ平らな状況で作業ができるようにすることだ。できれば30 cm四方に干渉するものがない方がよい。そして吻合術野は、できるだけ浅く位置するように調整する。手足が術野なら、こうした作業場は比較的作りやすいだろう。頭頸部では、アゴや肩がじゃまになることが多い。ヘッドダウンにする、ベッドを左右に傾ける、肩枕を入れるなどいろいろ工夫してよい位置を確保しよう。どうしてもよい位置が獲得できない場合は、少なくとも動きの幅の大きい持針器側に、スペースが保たれるような環境にする。

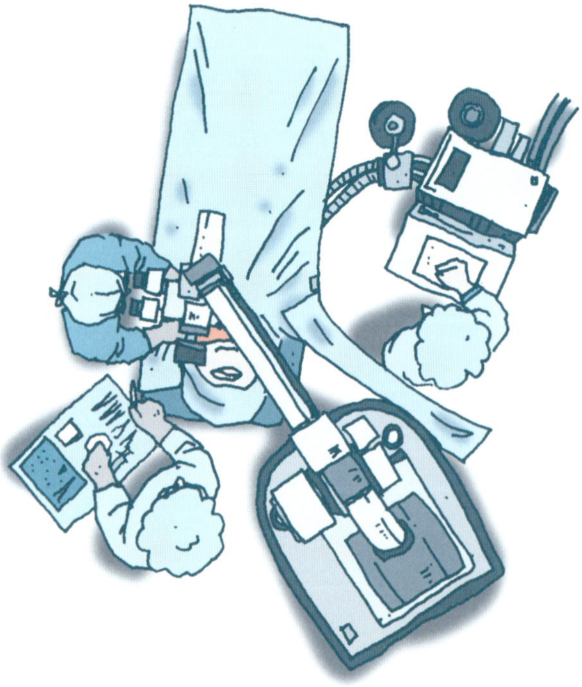

4-2 吻合の準備

さて、オペ室で血管吻合を始める時には、“吻合ぉっ”と、気負った感じになりがちだが、実際は単純で、これまでの練習でやってきたことを淡々とこなす雰囲気だろう。

それよりも、吻合前の下準備の善し悪しでやりやすさが左右され、それが結果に反映される。“あれっ、もう？”で終わることができ結果もバッチリか、“苦しっ…イラつく…”で終わり結果も哀しいものになるか。ほとんどが、この準備で決まると言ってもよいだろう。手術の流れにおいて軽く考えられやすいこの準備は、ほんとうに大切なのである。

■どの血管を縫うか決める

まずドナーとレシピエントとなる血管を決定する。

ドナーの血管は決まっていることが多い。挙上した皮弁などでは問題になることはないが、切断指や、消化管吊り上げのsupercharge、肝移植など、自分で選んで準備した血管でない場合は、血管の状態をよく確認しておく。“バッチリ残してあります！”という場合でも、近位側が結紮に巻き込まれてた、なんてこともある。

レシピエントに関しては、まずその血管に十分な血流量があるかどうかが重要である。血管がしなやかできちんとした拍動があれば、切断せずに吻合直前まで還流させておき、吻合の直前に切って血流を確認すればよい。瘢痕に埋もれていて血流が怪しい場合は、皮弁を切り離してしまう前に切断して血流を確認し、問題があれば別のレシピエントを探しにいくようにする。そうすれば、皮弁の血管柄を長めに採取しておいたり、vein graftの採取などを前もって行うことができる。

またレシピエントは、太いもの、を選択するよりも、双方の径が近いもの、を選択する。1 mmくらいの血管径であれば吻合自体は難しくない。かえって1：3などと大きく血管径が異なる方が縫いづらく、吻合部での血流の変化が生じやすい。

剥離・露出が終わったら、塩酸パパベリンをかけてスパスムを解除しておく。

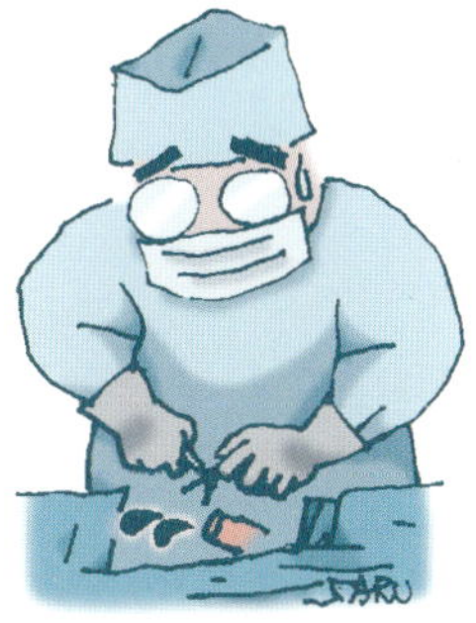

■血管のどこで縫うか決める

できるだけ次の２つを満足させる状態をシミュレートして、吻合する位置を決める。

1．縫いやすい位置に血管をおく

吻合は、右利きなら血管が右側の向こうから左側の手前のラインに位置するのが最もやりやすい。前後（浅い深い）で言えば、手前が浅い方がよい。

準備の段階で、できるだけこの位置になるようにしよう。ポジショニングに無理があると思ったら、血管の剥離を追加して自由度を高めてみる。それでも難しい時は、術者の立ち位置や顕微鏡の位置を変えてみよう。ただ無理な姿勢は集中力が持続できないので、年齢と体力にあわせて決めよう。

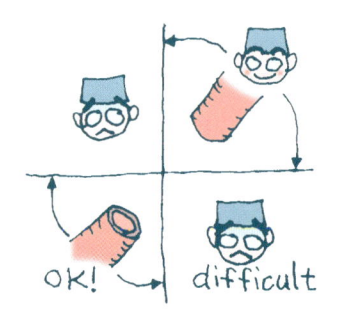

2．吻合後に血管が自然な状態になる

吻合後に血管が引っぱられたり、曲がったり、交叉するのはよくない。無理のない状態で収まるかどうか考えよう。また、閉創時に圧迫を受けたりしないか、ドレーンと干渉しないかなども考慮する。術中と術後の姿勢の変化（頸部を伸展してオペをしている時など）に伴う血管の曲がりも、実際に頸部を動かしてシミュレーションしてみるとよい。

ドナーの動静脈は伴走していることが多いので、動静脈がセットで断端に収まるが、レシピエントの方は必ずしもそうではない。どのようにしても数cm離れてしまうようなこともある。そうした際には、できるだけ近くにセットできるようにレシピエントの剥離を追加する。またどうしても届かない場合には、無理をしないで静脈移植を行う。

クリップをかける位置は、吻合部より５mm～１cmくらいがよい。クリップ程度でも圧挫で血栓ができることもあるので、断端から内腔を操作できるくらいの位置がよい。近すぎると吻合の時に邪魔になる。

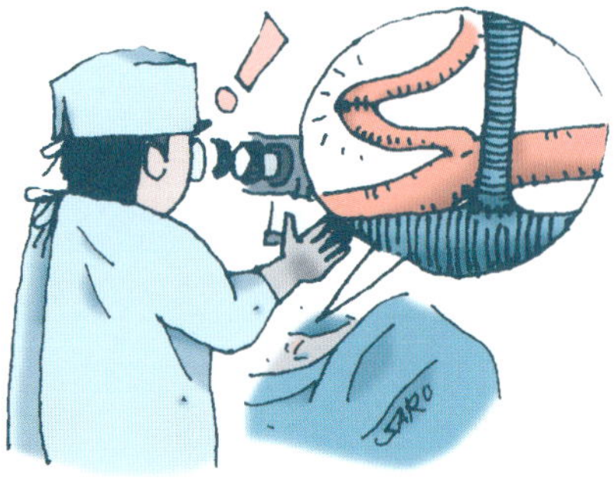

■皮弁などのドナー組織を固定する

位置が決まったら、組織を仮固定する。吻合の途中で重い組織がずり落ちて、血管が引っぱられたり、ちぎれたりしないようにするためだ。血流再開後に皮弁の裏から出血して、止めにいかなくてはならないこともあるので、仮固定にしておいた方がよいだろう。

■術野を作る

ここまでくると気持ちはもう「やるゾ吻合モード」になっているだろうが、その前に、一呼吸おいて、納得のいく術野ができたか、もう一度、確認しよう。

手首を安定させるような台を置く、吻合部の周囲に生食ガーゼを置く、など「自分がやりやすい」術野を作る。術野が顔面であれば頸を回す、手であれば手台を動かす、必要であれば手術台をローテーションしてもらったり、ヘッドダウンしてもらったりするなど、この時ばかりはわがままに振る舞おう。吻合の作業自体は、結局は一人で静かに行うものだからだ。

わがままついでに、筋鈎を助手に引かせるのもよいが、やはり助手も人の子、だんだんと疲れて動いてしまうことが多い。ここは、糸をかけて縫い付けたり、サージカルアームを出してもらったりして、人の手を借りないで術野が確保できるようにした方が、結局はラクにできることが多い。

さて、これで下準備は終了した。吻合に取りかかろう。

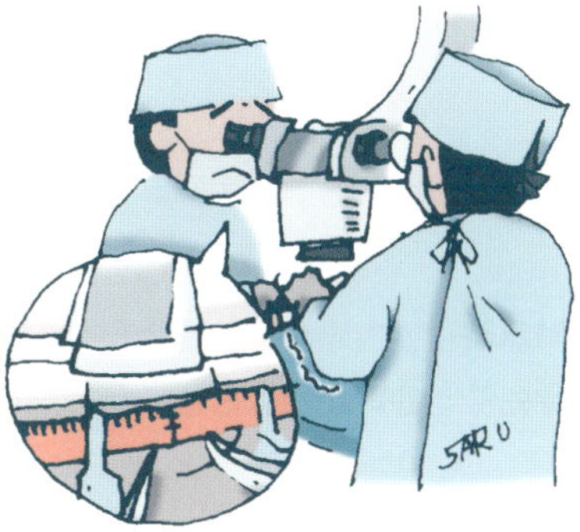

4-3 動脈吻合（端々吻合）

まずは、基本の動脈端々吻合を行おう。ラットよりもコシがあるという印象かもしれない。

1 血管の断端と内腔を確認する

まず、吻合部近くに枝がないかどうかを確認する。枝があると吻合後に乱流ができるとも言われているが、なによりも、まず吻合の時に邪魔になる。

次に鑷子で血管を広げて内腔をよく洗い、血栓を除去して状態を確認する。この操作はていねいに行う。

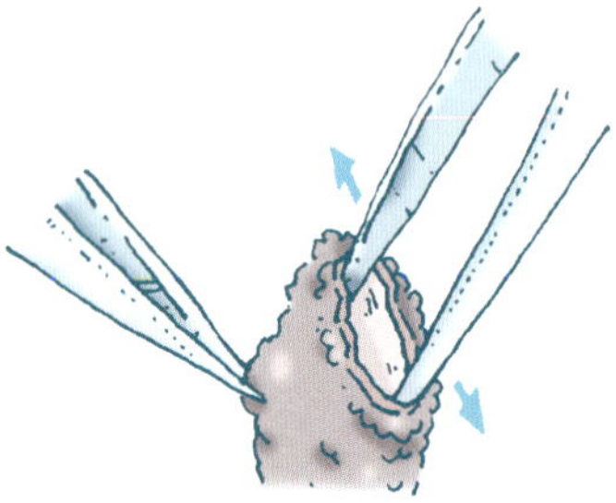

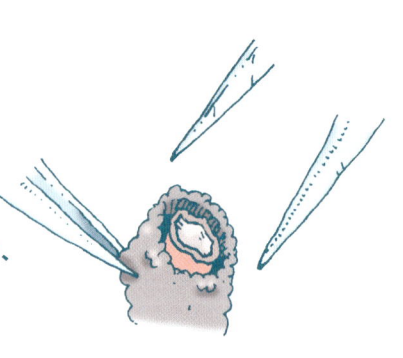

動脈硬化で内膜が堅い場合だと、剥がれて落ちてきてしまったり、裂けたりする可能性もある。

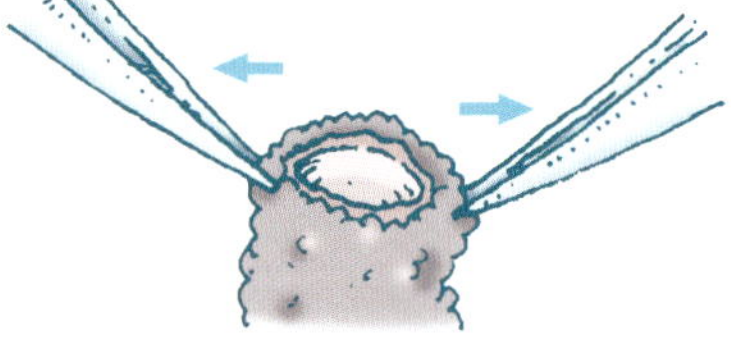

外膜を摘んで内腔を確認し、十分に保持されていれば、わざわざ鑷子を内腔に挿入して拡張する必要はない。

2 断端をリフレッシュする

普通のはさみで血管を切った場合、どうしても断端がナミナミになったりすることがある。また、細かい枝を見逃していることがあるので、枝のないところを選んで、真っ直ぐに、マイクロ直はさみで断端を切りなおす。何回かに分けて切ると真っ直ぐに切れないので、一気に切ってしまう。

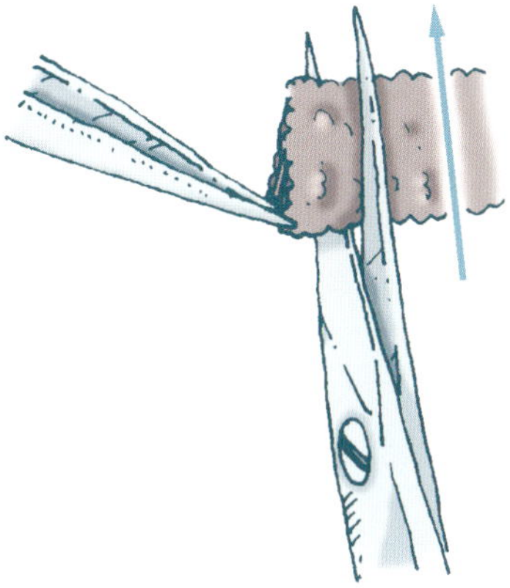

内膜が堅くて剥がれやすそうな時は、前後壁を一緒に切ると、血管を押しつぶすので、内膜が剥がれてしまうことがある。全周性に回しながら切っていくとよい。

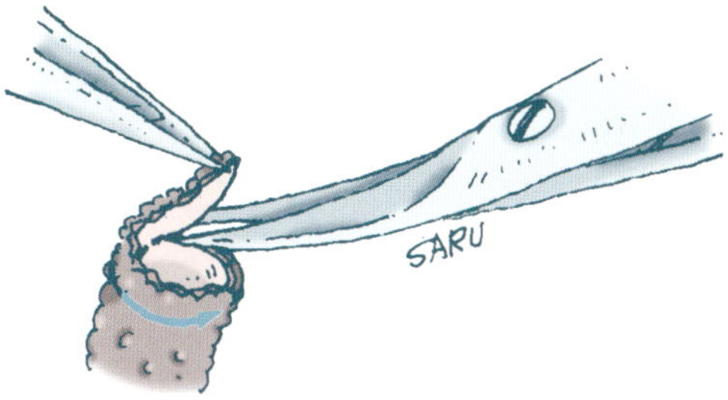

3 吻合部の外膜を除去する

吻合の時に邪魔になる外膜を除去する。吻合の邪魔にならない程度に取ればよい。

邪魔になるのは、内膜にまくれ込んで入りそうなところと、結紮操作のときに糸がひっかかりやすい飛び出したところである。

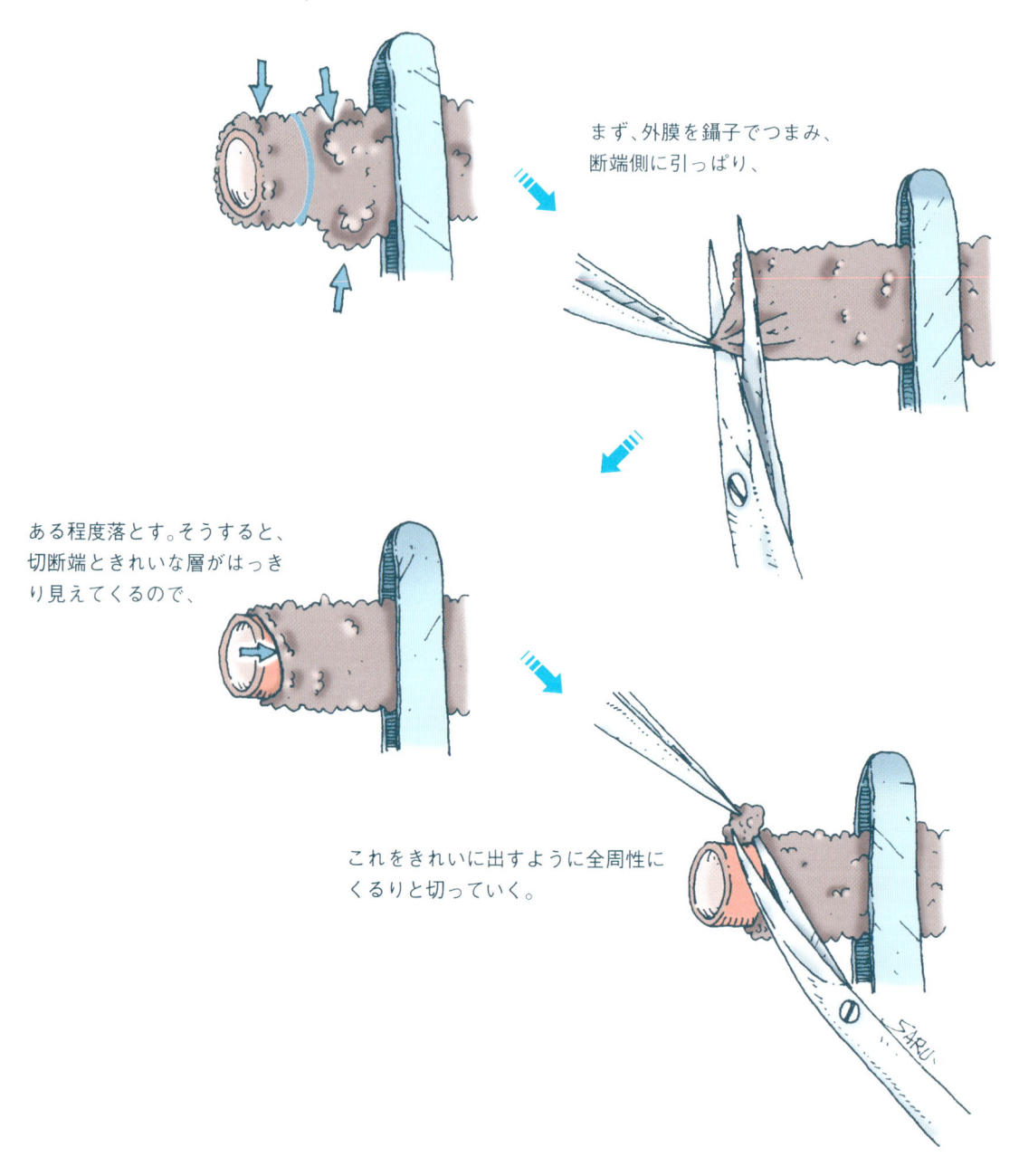

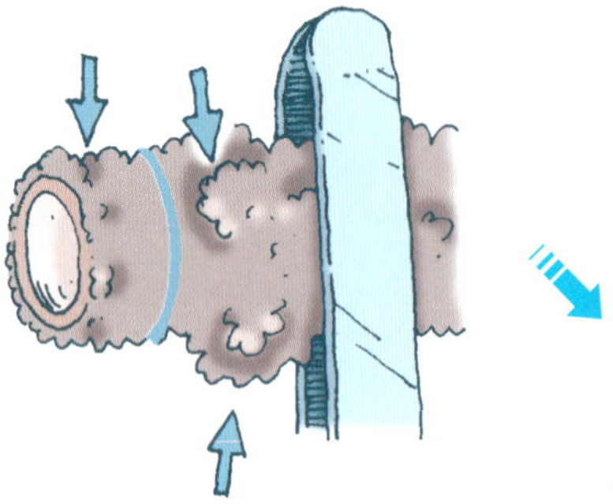

まず、外膜を鑷子でつまみ、断端側に引っぱり、

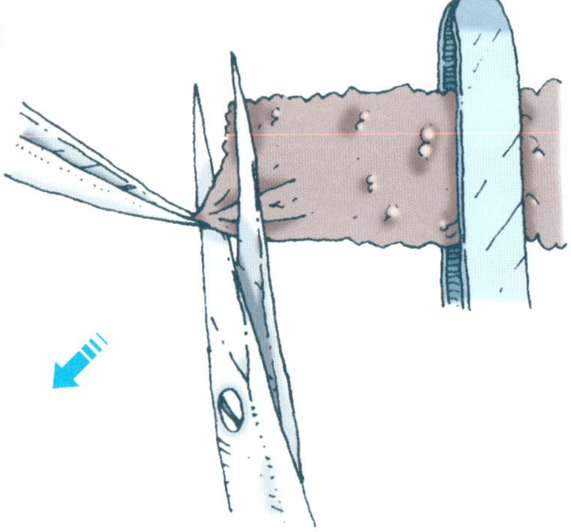

ある程度落とす。そうすると、切断端ときれいな層がはっきり見えてくるので、

これをきれいに出すように全周性にくるりと切っていく。

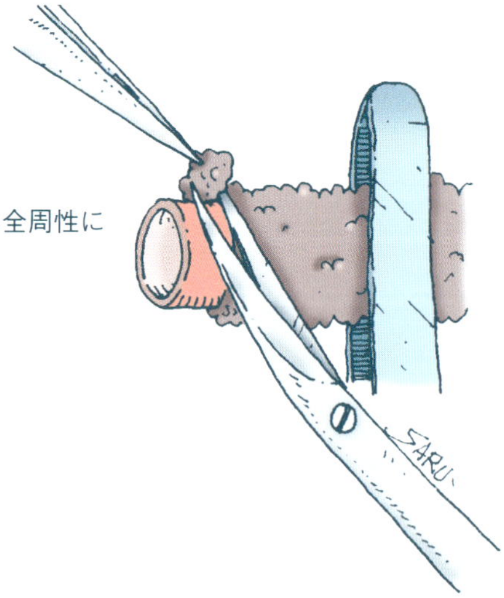

ここまでの順番は特に決まりはない。ただ、何度も、拡げて／洗って／切って／を繰り返すことのないように、自分の中で順番を決めてスマートにしよう。

4 どう縫うか決める

さて、きれいになった動脈を２本、向かい合わせてみよう。その位置で、表を縫ってから引っくり返せるか、あるいは少し縦にした方が肘がラクか、あるいは引っくり返せないのなら、はじめからBack Wallで攻めるか…。はやる気持ちを抑え、“しばし１分”、黙考してみよう。

横から斜めの位置であれば、普通の方法で、縦だったり裏返しがやりづらそうだったりしたら、Back Wall法で行う。普通の方法で縫う場合は、裏返しが可能かどうかよく考えておくこと。途中からBack Wall法に変更はできない。

5 １針目をかける

動脈の吻合を行う際に注意することは、以下の３つだ。

- 内膜を傷つけないように愛護的に行う
- 内膜を確実に拾って（きちんと全層で糸をかけて）縫う
- 縛る時に内反させない（外膜を内腔に入れない）

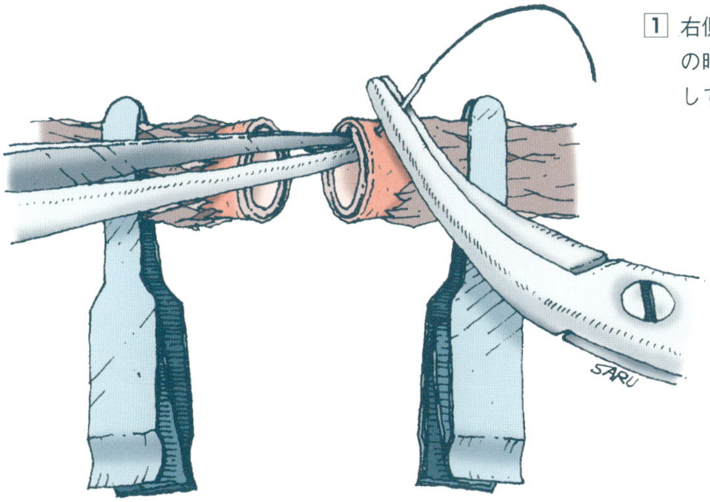

1 右側の血管の一番向こう側に針を通す。この時ロック付の持針器であればロックは外してから行う。

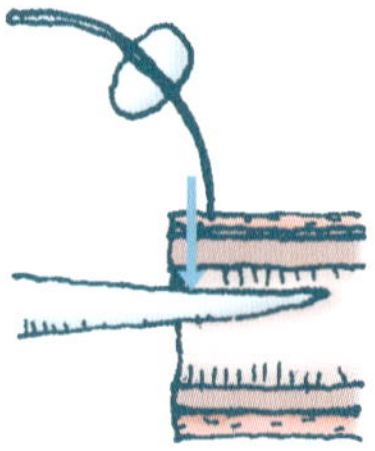

針の真ん中を持って血管壁に対して垂直に刺す。
ラットでは血管を傾けるようにして、刺入できるが、人の動脈は太く硬いので、思ったように傾けられないことがある。その状態でそっと鑷子を入れ、垂直に針を入れよう。

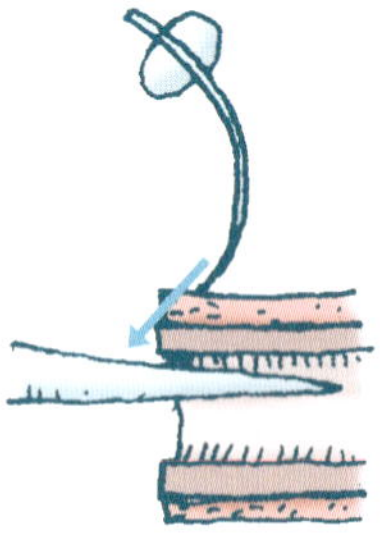

針を根元の方で持つと、手首をかなり捻らないといけない。体の硬い方やメタボの方だと、回し切らずに針が斜めに入って内膜まで貫通しないことがあるので、針の真ん中寄りを持った方がよい。

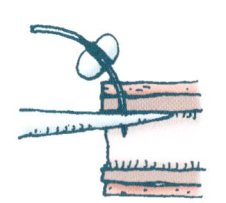

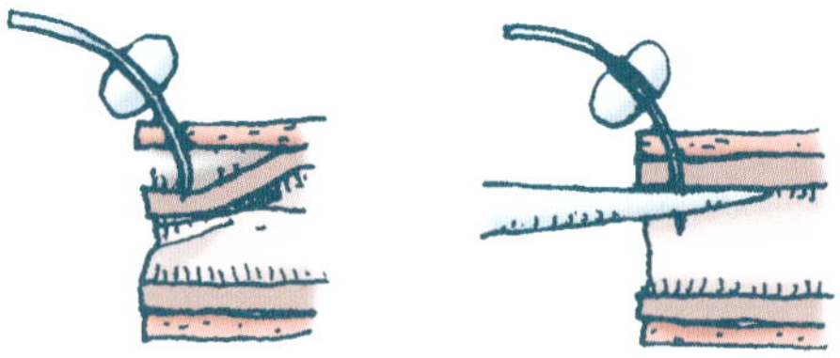

動脈変性のあるケースでは、内膜が剥がれてしまうことがある。腸間膜動脈や肝動脈などの腹腔内の動脈、腓骨動脈などの下肢の動脈でなりやすい。マイクロをしはじめの頃はどうしても、動きが丁寧になりすぎて、針をじわっと押すようにしてしまいがちだが、内腔に鑷子を挿入し、中からカウンターをかけながら、スッと切るように刺す方がよい。左手とのコンビネーションプレイを意識しよう。

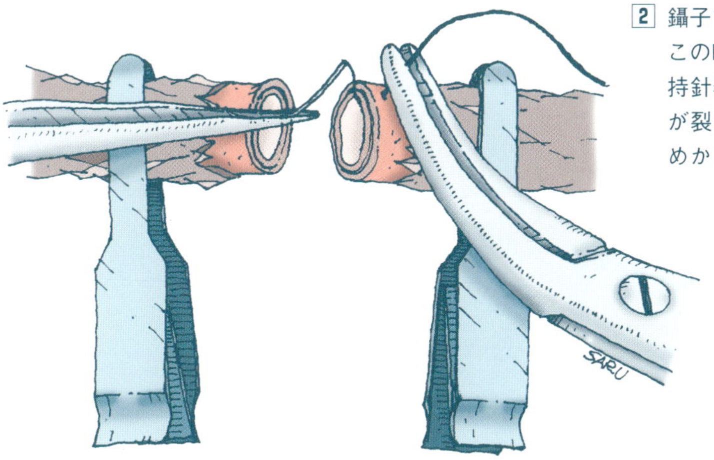

2 鑷子で針を抜く。
この時にロックを外す操作をすると、持針器がぶれて針が抜けたり、血管が裂けてしまう可能性がある。はじめからロックは外しておく。

針を抜く時は、針の弯曲に沿って、弧を描くように抜くこと。 ○

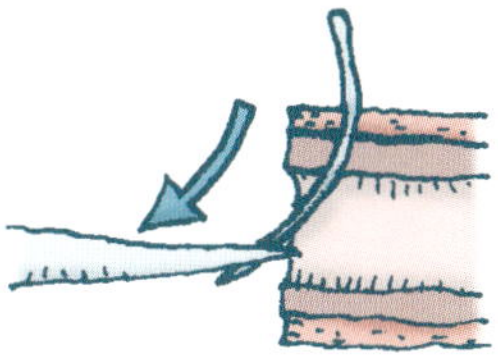

左手を持ち上げるように上に引き抜くと、内膜を傷つけることがあるので注意！ ×

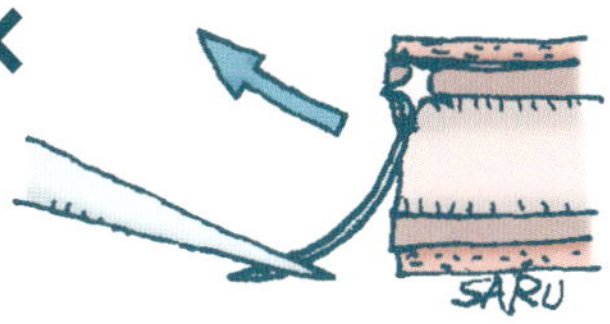

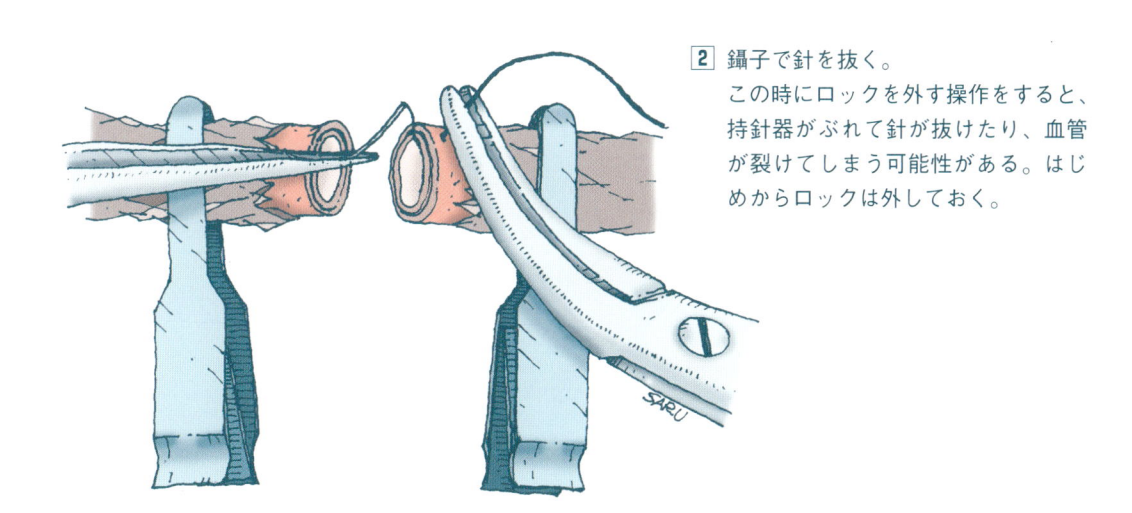

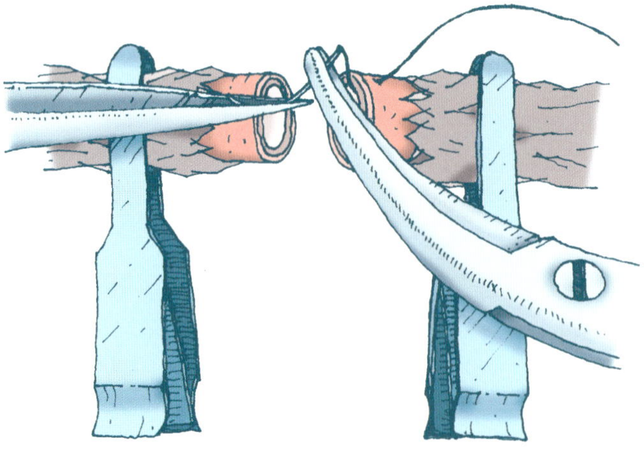

3 針を抜いたら、動かさないようにして、持針器で針をつかみに行く。繰り返す動作なので無駄な動きを少なくしましょう。

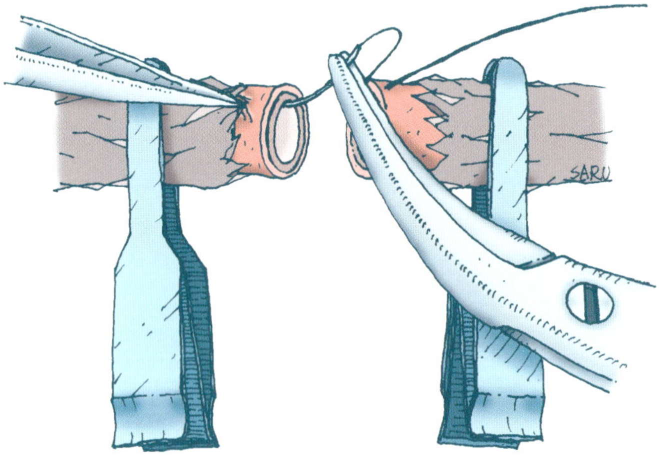

4 左側の血管に針を通す位置を決める。

血管が無理なくセッティングできているときは問題ないが、血管が捻れた位置に置かれている場合には、捻れをちゃんと取るように意識しながら針を入れる。これは遊離組織移植で皮弁の裏側に血管柄があるような場面で、生じやすい。
外膜を鑷子で把持して刺入する部分に軽く針先をあてがう。

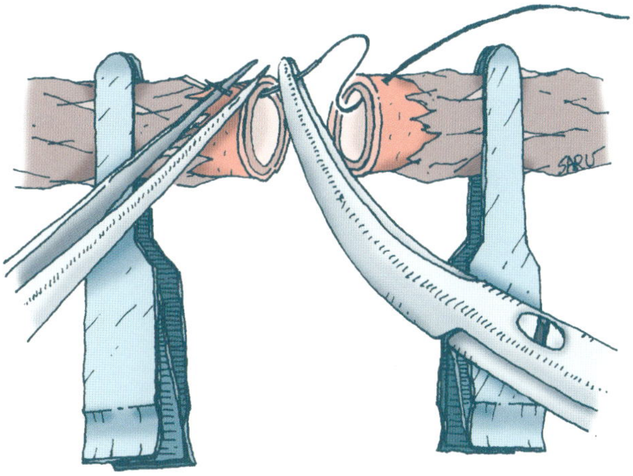

5 左側の血管に針を通す。動脈の場合、内腔が確保されているので、針を内腔に挿入するのは容易である。

この時、カウンターをかけずに針を押すと、血管壁に対して垂直に入らなかったり、針先で内膜を損傷することがある。

×

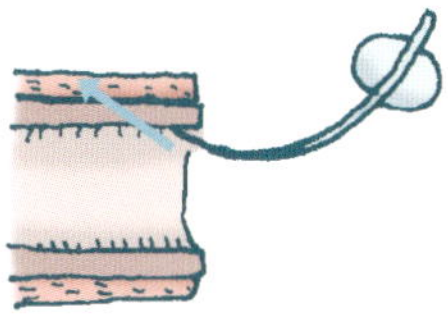

必ず血管の外からカウンターをあて、血管壁に垂直に近い状態で針が通るようにする。

○

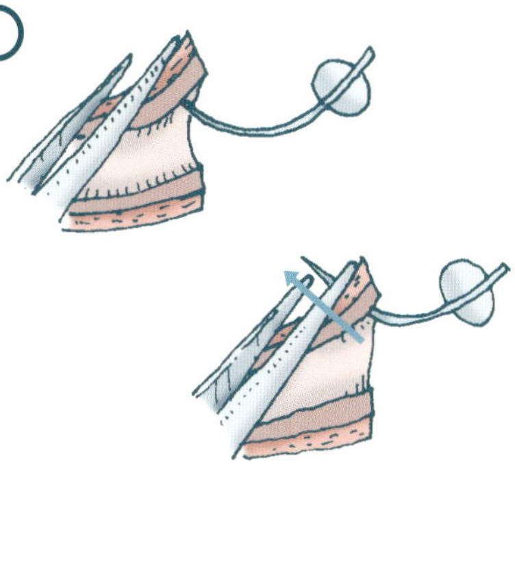

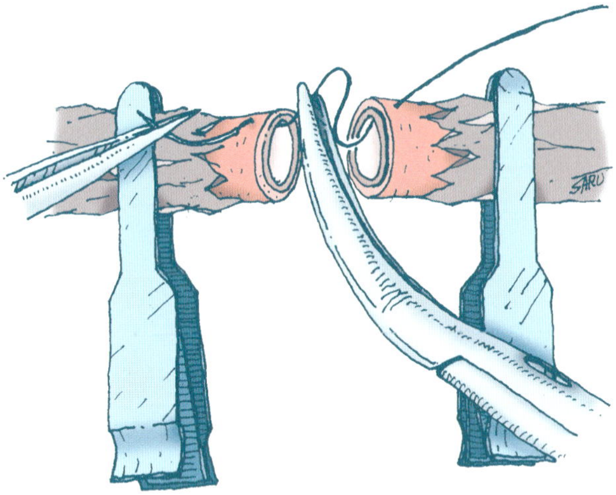

6 針を抜く。外膜側に抜くので内膜を傷つけにくいが、針の弯曲とおしりの位置をちょっと意識しながら、そっと抜く。

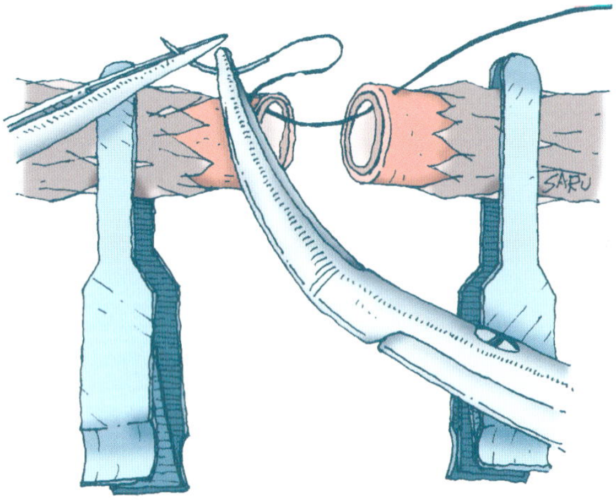

7 針を抜いたら持針器で持ち、ロックする。こうしておけば「よっしゃ、つぎの針行くよ！」と思った時に針を探してつかみに行くことなく、すぐに縫い始めることができる。マイクロは辛抱のいる仕事なので、面倒くさっ！とならない状況を作っておく。

8 糸を適当な長さまで引っぱる。
少し引いた後は、前腕を固定して動かさないようにし、手首から先を手前に曲げてゆくとよい。最初の1針は意外と長く（ケイセイ社製の針だと20cmもある）、なかなか終わりが来ないので、つい手首を持ち上げて引っぱってしまいがちだが、そうすると、意外にあっさりと抜けてしまうことがある。

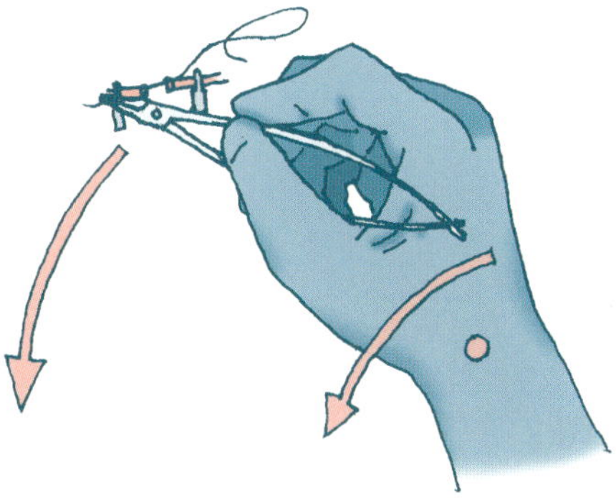

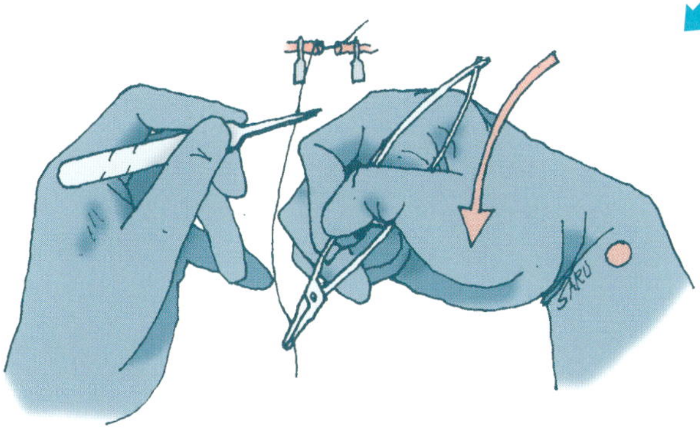

少し手首が辛いがもう一息引いてみよう。こうするクセにしておくと長さの感覚を体で覚えやすい。

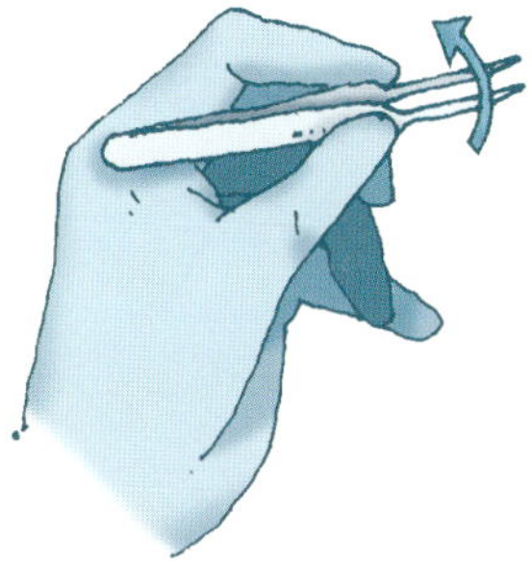

いいところまで引っぱったら、左手の鑷子を少し横倒し気味にして、

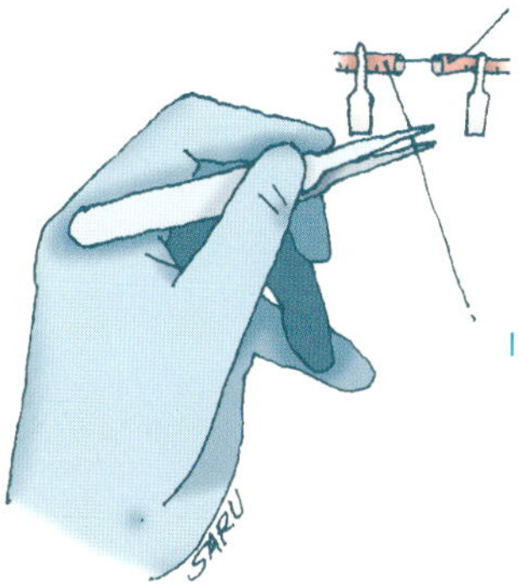

クリップ1個半～2個分くらいの所をつかんで、

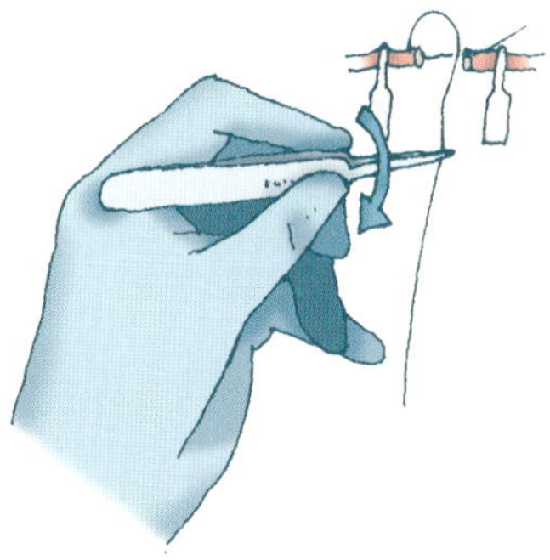

鑷子を指の間でくるっと回すようにして縦に持ち直す。

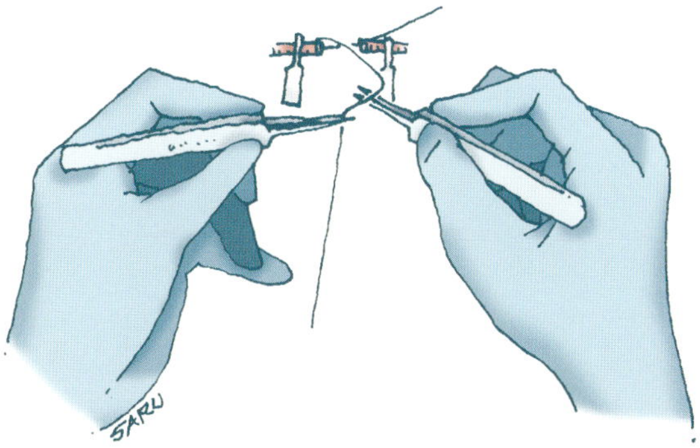

こうすると、縛る部分の糸が持ち上がり、自然に鑷子の上側に来るので、そのまま縫合に移ることができる。逆にこれをしないと、縛る部分の糸が鑷子の下側に来るので縛りにくく、持ち直さないといけないこともある。

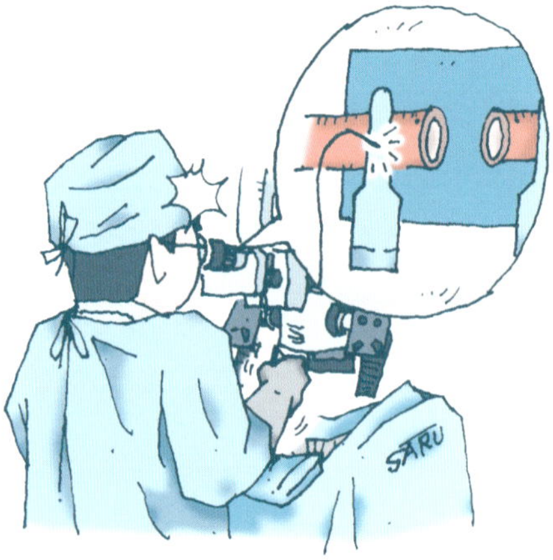

残しておく長さは好みだが、クリップの長さよりちょっと短いくらいが、頃合いだろう。
慣れてきたら、残りの糸の長さを感覚で覚えるようにして、じくじくと糸を引いてくることはやめよう。

9 持針器を手元の安定した所に置き、アシスタントナースからもう１本鑷子をもらう。

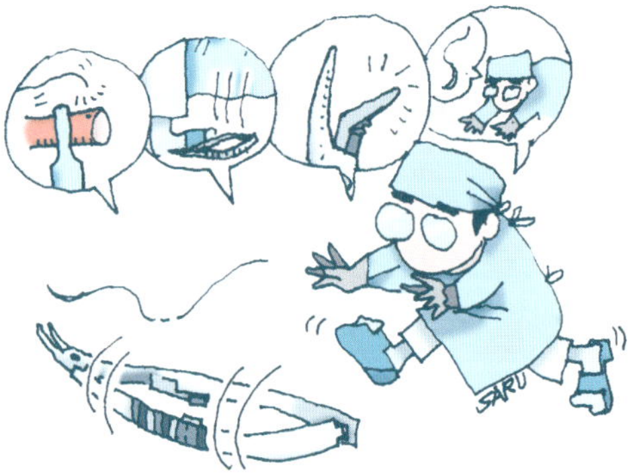

「準備」の項で述べたが、術野を作る際に、持針器を置くスペースもきちんと確保しておく。そうしないと置いた持針器がコロコロと転がり落ちてしまい、糸は抜けるわ、道具は落ちるわ、針はなくなるわで、面倒なことになる。
また、鑷子をもらう時は、視野を顕微鏡から動かさずに手渡してもらう。

10 外科結びをする。

外科結び（二重結び）にするか、単結びにするかは意見の分かれるところだ。ただ外科結びの方が、1回目の結びの後の緩みが少ない。1針目は寄せた血管が離れないようにするためにも、外科結びがよいだろう。

動脈はすべて外科結びですべしという意見もあるが、どちらでも構わないと思う。

ちなみに、外科結びを嫌う人の意見を聞くと、「きつくなりすぎる傾向がある」「2回目で締められない」「2回目の結び目の食い込みが悪い感じがする」などがある。

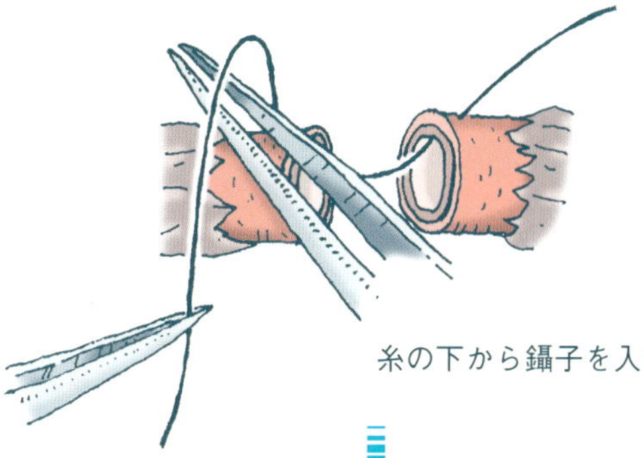

糸の下から鑷子を入れ

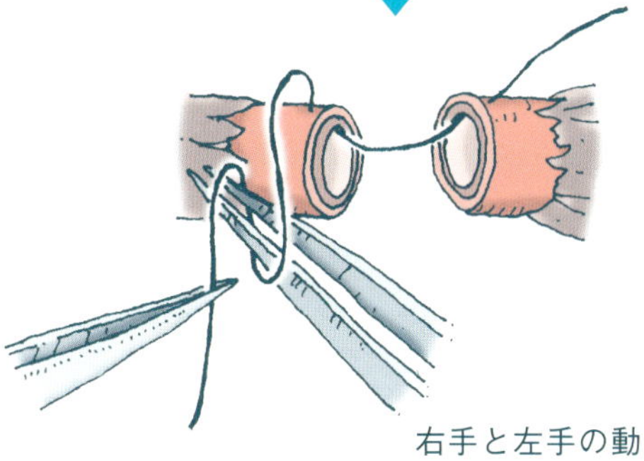

右手と左手の動きを合わせて

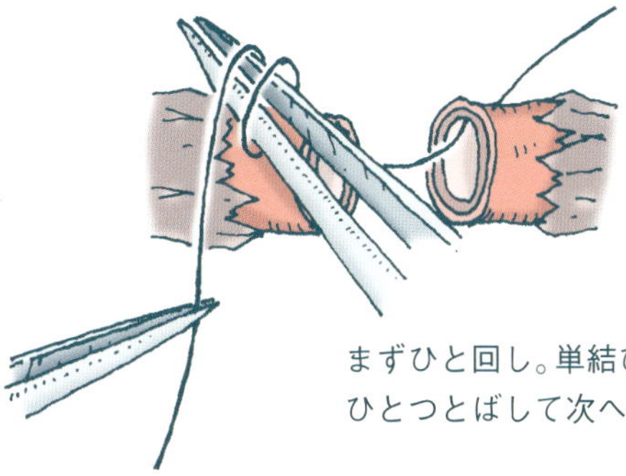

まずひと回し。単結びであれば、ひとつとばして次へ

もう一回しする。

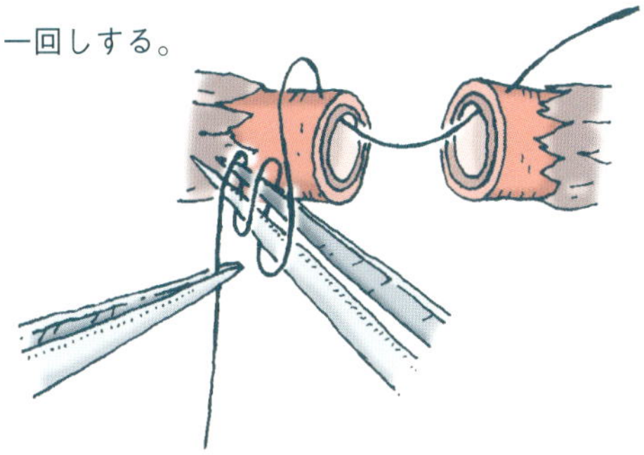

糸の端は、右手だけで取りに行かず、作ったループと左手も添えて持っていくようにする。

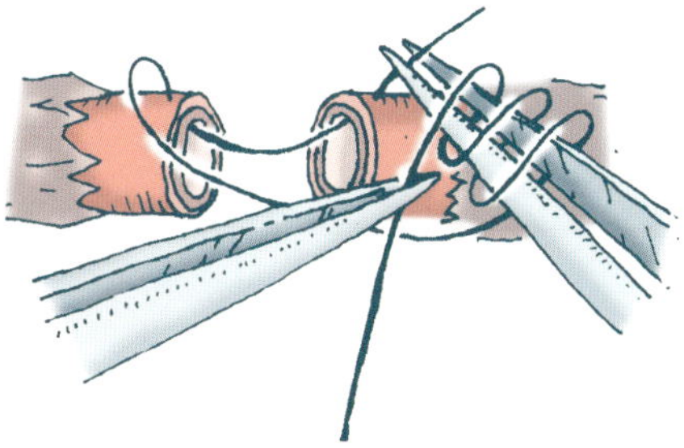

左手を前、右手を向こうにして、糸を引っぱる。こうすれば、鑷子はクロスするが、結び目は交叉しない。

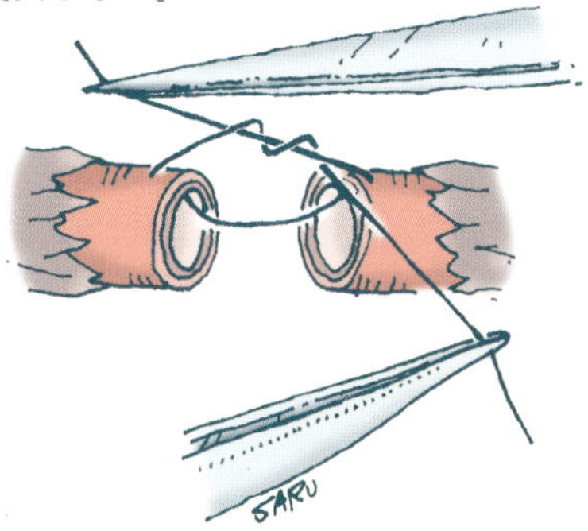

これは、ラットでの練習の時のパターンと逆のバージョンだ（参照p.33）。どちらでも好みの方でよい。

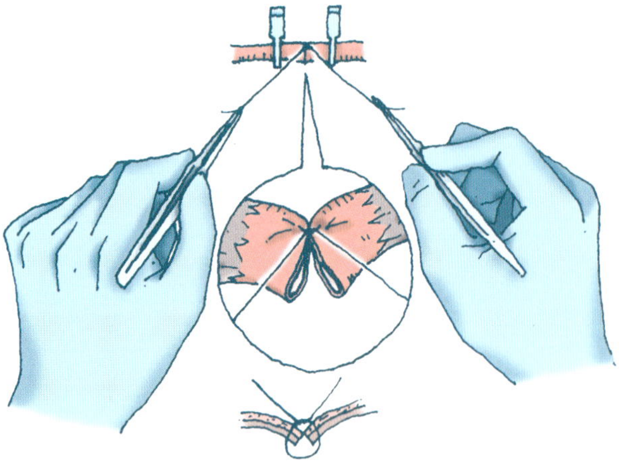

✕

手前に糸を引っぱると、内反する
可能性があるので、

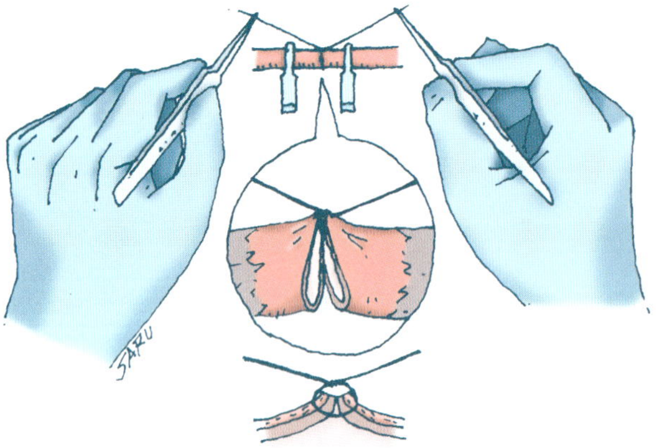

○

手を持ち替えてでも向こう側に
引っぱるようにする。

11 1回目の縛りの時に糸を持ち替えていなければ、すでに鑷子が交叉している状態なので、そのまま左でループを作って2回目を結ぶ。持ち替えている場合は、右でループを作って結ぶ。

鑷子から離した糸の端は、次の縛りの時にも拾いやすい状態にしておく。端が短ければ糸は立っていてくれるが、長いと寝て近くの組織にくっついて拾いづらい。クリップや、下敷きシートの上などに、意識して置くようにする。

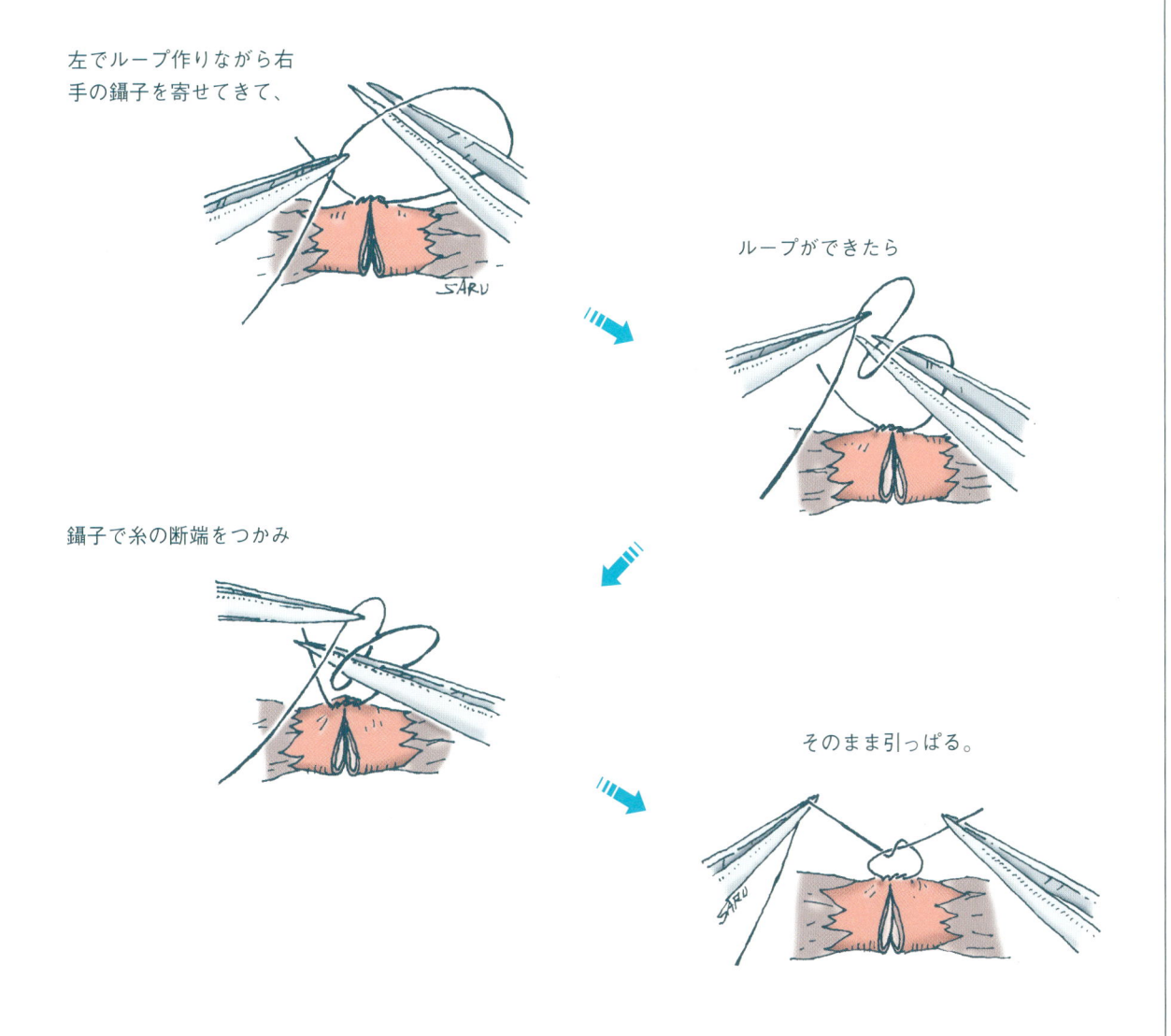

左でループ作りながら右手の鑷子を寄せてきて、

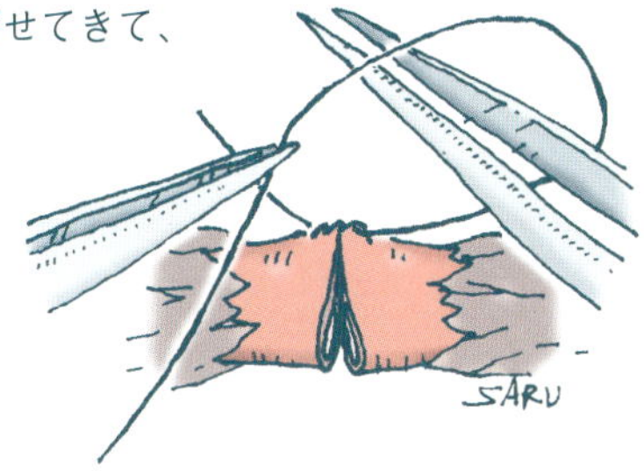

ループができたら

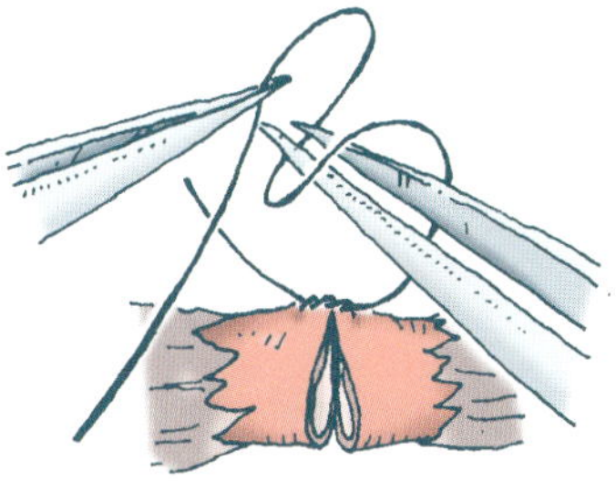

鑷子で糸の断端をつかみ

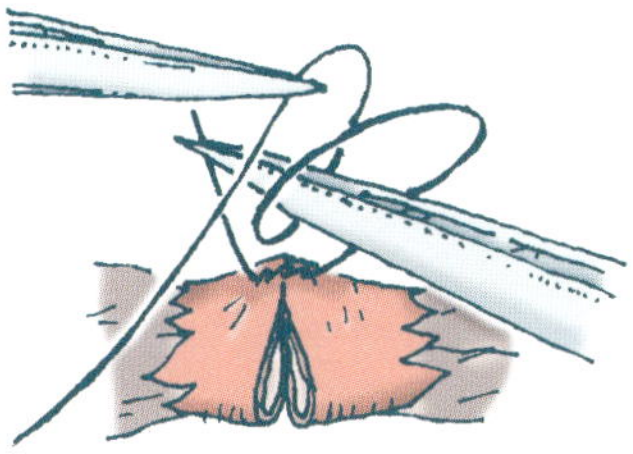

そのまま引っぱる。

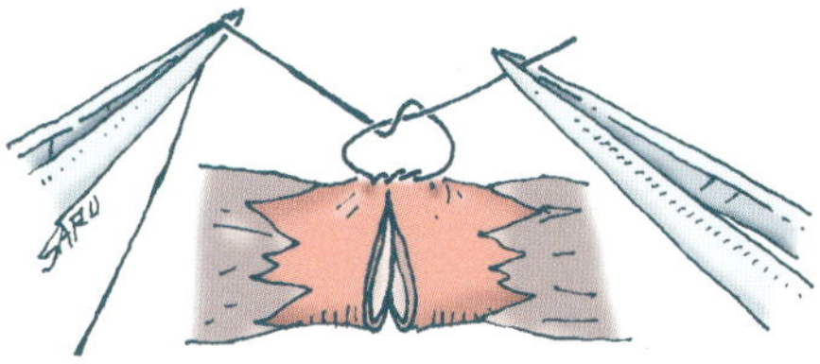

よっぽど緊張が強い時などは、もう1回結んでおいてもよいが、奇数回の結紮だと糸の端が血管断面に平行になってしまい、次の結紮の時に邪魔になる。そんな時は4回結んで糸の傾きを変えておく。

12 糸を切る。
ラットの練習では、最初と2針目の糸は支持糸として長く残しておくようにしたが、ヒトの動脈はしっかりしているので、下敷きに固定しなくても縫いやすい。短く切ってしまってもよいし、端は漏れやすいのでマーキング的な意味で長く残しておいてもよい。

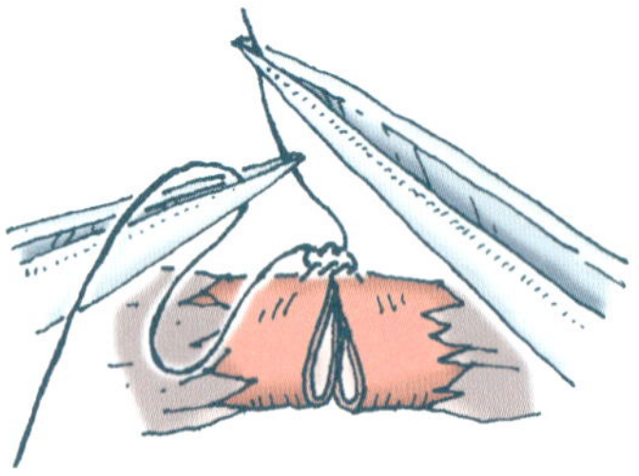

1人でやっている時は、両方の糸を左手の鑷子で持って、

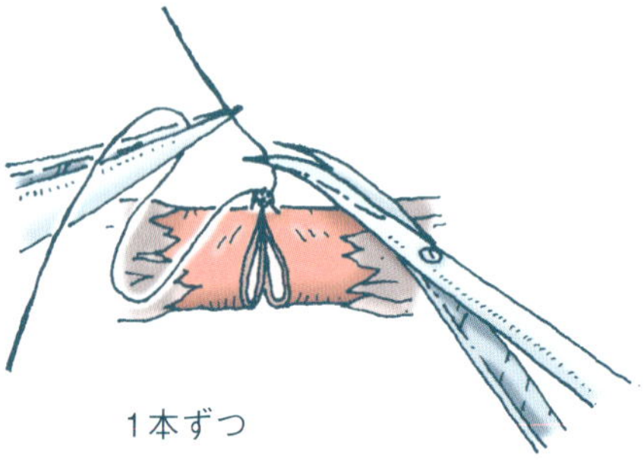

1本ずつ

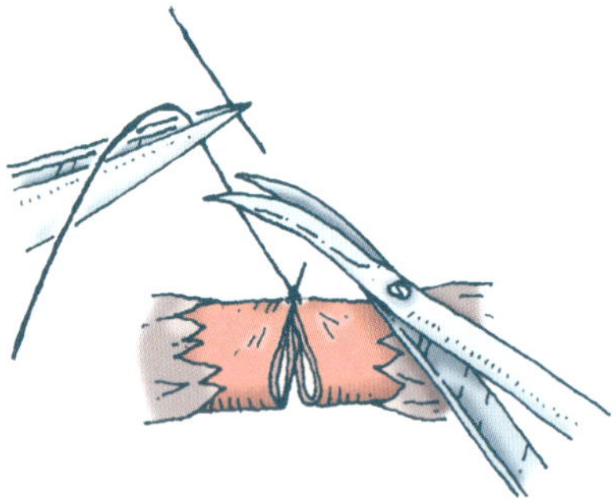

はさみで切る。

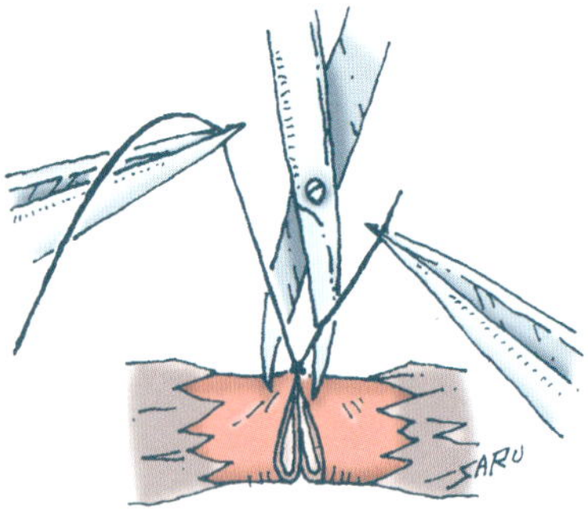

対面式の顕微鏡で助手がいる時は、両手の鑷子で糸を揃えて切ってもらおう。

これにて1針目が終了。

6 ２針目を縫う

糸をかける位置だが、180°にかけるSeidenberg法と120°にかけるCobbett法がある（参照p.42）。好みでよいし、動脈の支持性（しっかり度）に応じて変えてもよい。おそらく180°よりちょっとだけ狭めにかけるのが、裏返した時に少し隙間が開くので縫いやすいと思う。180°より大きいと裏が縫いづらい。

この１針はちょっとやりにくい。脇を少し締め、手首をやや反らすようにしよう。

1 針をフック代わりにして、かるく血管壁をひっかけて持ち上げ、

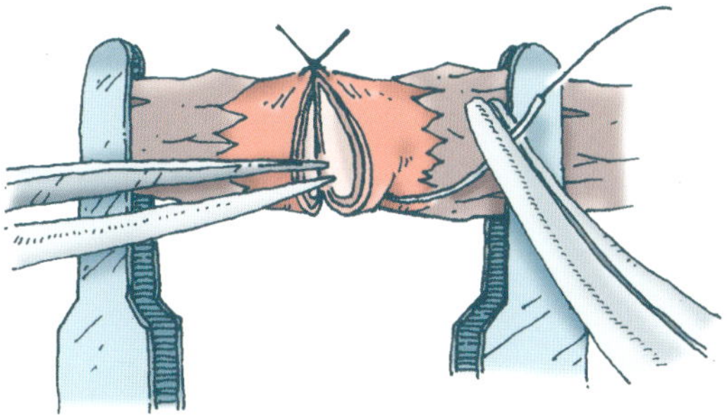

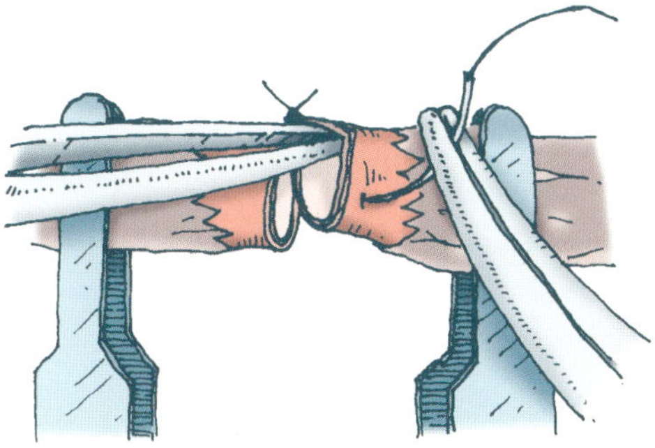

内腔に鑷子を入れて前壁を持ち上げ、

かけたいところが、ピンと張るように鑷子を広げて、血管壁に垂直になるように気をつけて、針をぐっと刺す。

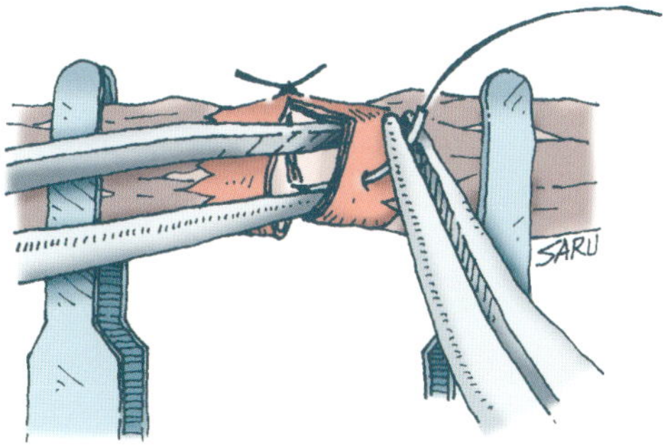

手首が辛くなければ、針を抜かずに左側の血管を縫う。
手首が回しづらかったり、相方の血管の位置を調整したい場合は、一度抜いてから縫う。左側は手首も無理なく縫える。

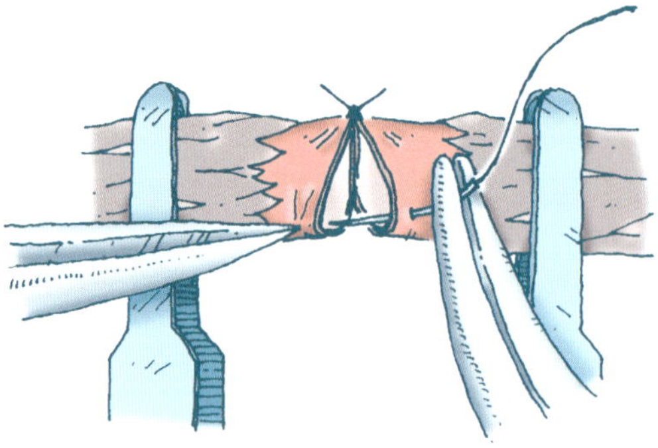

鑷子でカウンターをかけて、ぐっと刺し、針の弯曲に沿って抜く。

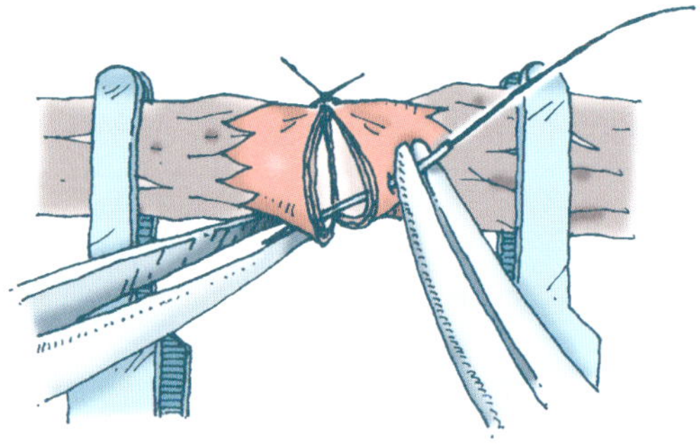

先と同様に糸を締める。
ここでは手前に引っぱりながら、外反したら、くいっと締める。

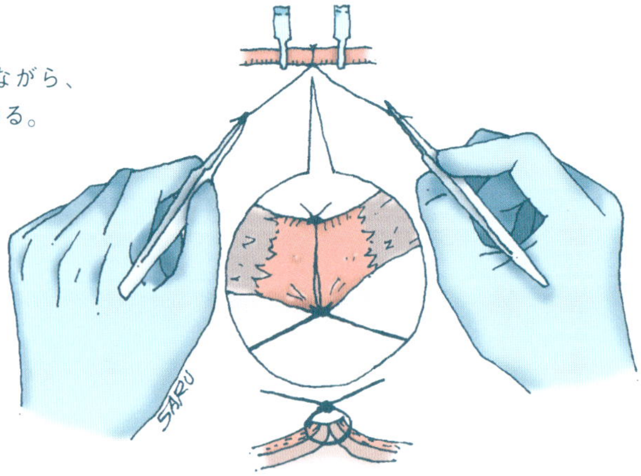

2 支持糸の間を縫っていく。
ここの間隔は、ラットでの練習を思い出して、少し狭めに（参照p.36）。

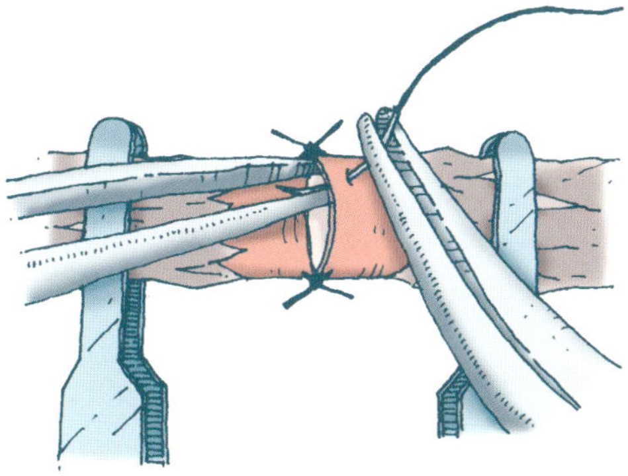

鑷子を入れ、カウンターをあてしっかりと全層でかけ、

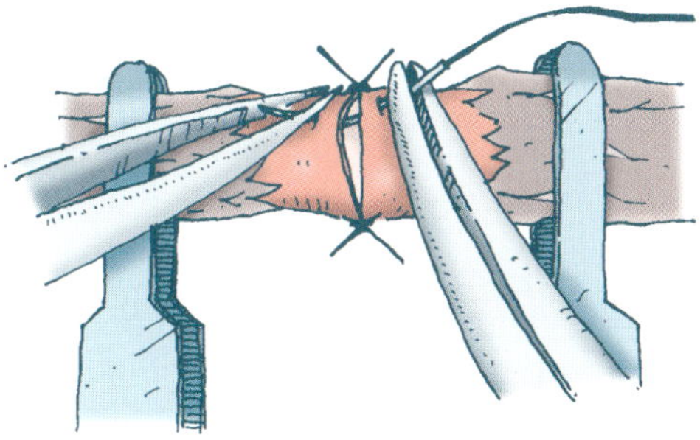

そのまま対側に針を入れて、ぐいっと出してくる。
ここは、そんなに難しくないはずだ。

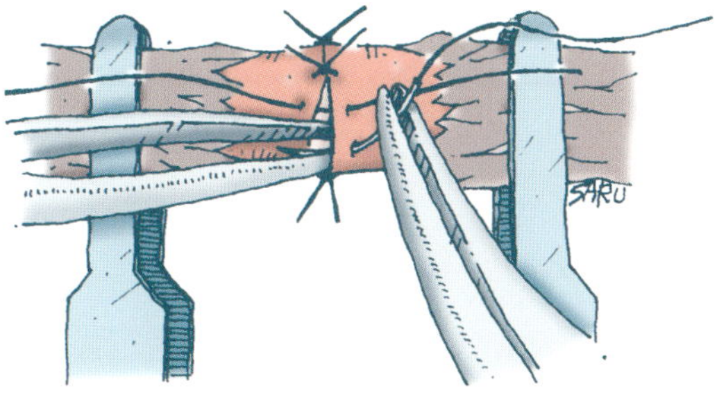

残り2針となったら、その糸は縛らずにアンタイ（untied）で置いておき、後でまとめて縛ろう。そうしないと、鑷子が狭くて入らなくなる。
ただアンタイは多すぎても、糸が絡まって面倒なので、ほどほどに。
糸の端は、後で拾いやすいようにクリップの上などに置いておく。

7 血管を引っくり返す

しっかりしたコシある血管だと、ぐりんと戻ろうとするので、クリップをガーゼなどで抑えて置くとよい。この時にひっくり返らないなんてことのないように、縫い始める前にシミュレーションしておくこと。

まず、内腔をヘパリン生食でよく洗おう。

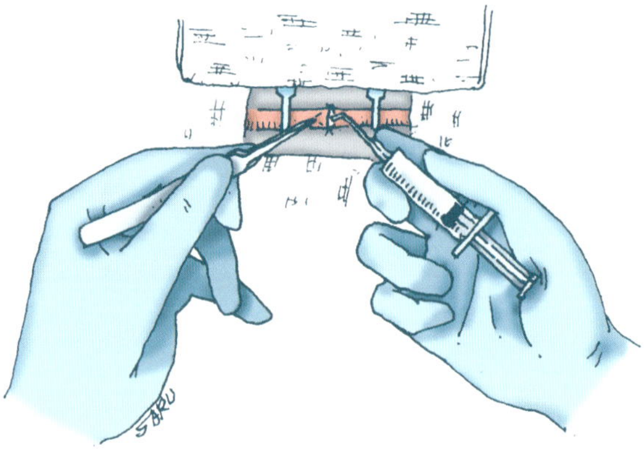

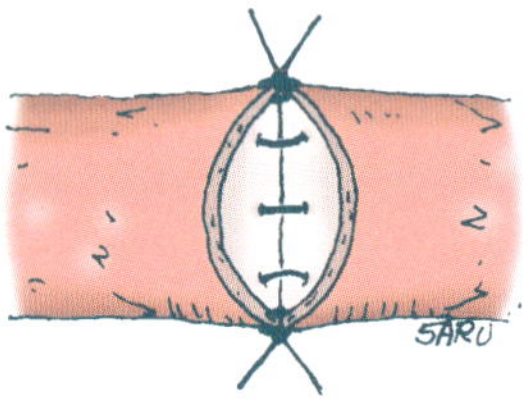

表で縫った血管壁がきちんと全層で縫えているかどうか確認する。

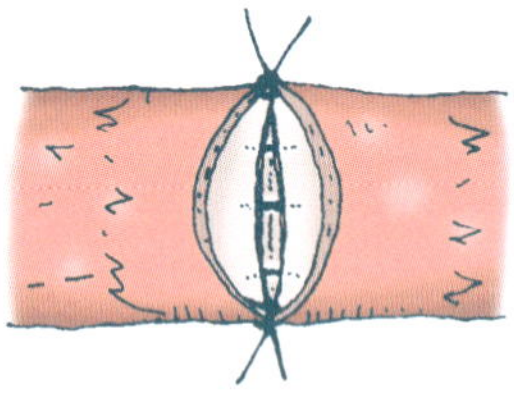

糸が全層でかかっていなかったり、

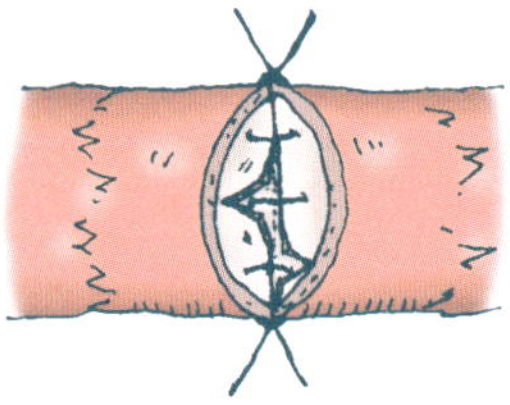

内膜が裂けていたり

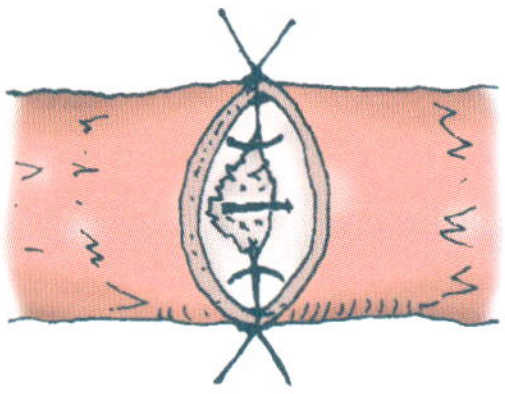

外膜を縫い込んだりした場合は…

潔く、始めからやり直そう！

ここで「まっこれくらい、大丈夫でしょっ」と妥協すると、後でリオペになってますますしんどくなる。ここでの15分があとの3時間と思えば、どうってことない。

8 後壁を縫っていく

内腔に鑷子を挿入する時や針を刺す時に、先ほど縫った前壁を傷つけないように注意する。

最後の糸を通して、後は縛るだけという状態になったら、内腔をヘパリンで満たして内の空気を出す。最後の糸を縛る。

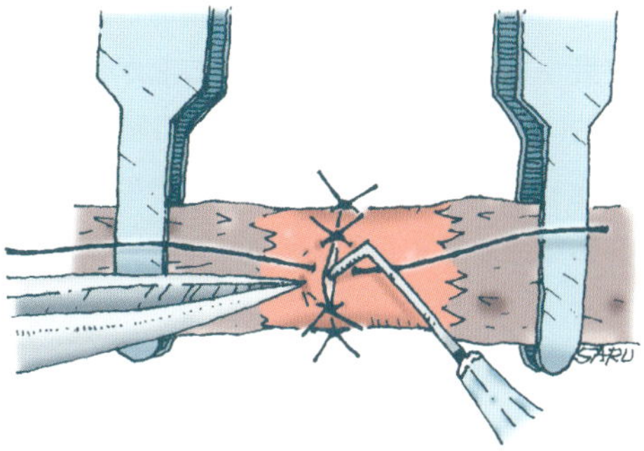

9 血管を戻す

すべて縫い終わったら、血管の位置を元の位置に戻す。

動脈だけ吻合する場合は、クリップを末梢側→中枢側の順に外す。

静脈も縫う場合は、クリップによる血管の損傷を少しでも減らすために、末梢側のクリップのみ外しておく。

さ、残りの静脈に移ろう（p.79へ）。

4-4 動脈吻合（Back Wall法）

Back Wall法は血管を裏返ししないままで吻合する方法である。

この方法は、吻合血管の断端が短く裏返しができない場合の端々吻合や、端側吻合に威力を発揮する。裏返しする必要がないので、内腔を確認しながら縫ってゆけるのだが、欠点として、針の間隔がわかりづらいこと、技術的に若干難しいこと、後壁側の縫い目が確認しづらいことがあげられる。

また、裏返しにできない状況で用いるので、かりに漏れてしまった時も引っくり返して確認できないといった問題もある。ただマイクロをやっていくうえでは必須のオプションなので、マスターした方がよい。

基本的なポイントである、針を壁に対して垂直に刺す、抜く時は針の弯曲に沿ってやさしく抜く、縫合部が外反するように血管の外側に引っぱりつつ縛る、に注意してやってみよう。

1 1針目をかける

1針目をどこにかけるかをまず決めよう。

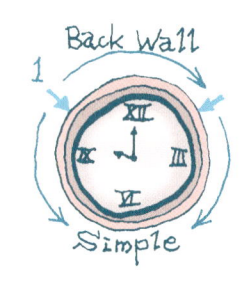

「縫合は一番縫いづらいところから縫う」が基本である。具体的には、一番向こう側を12時とすると、10時くらいのところから縫うのがよい。10時くらいから2時くらいまでは、Back Wall法で縫っておけば、3時から9時までは普通の前壁縫いで行ける。つまり、持針器と手首をくいっと捻って、なんとか回し込んで縫えそうなところより、ちょっと遠いところを1針目として始めよう。

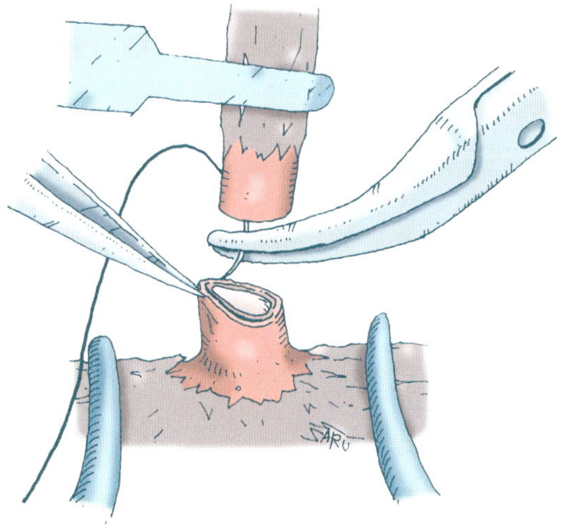

1 まず下側の血管の後壁から針を刺す。血管を回して針を刺しやすくするようなことはできないので、鑷子で軽く引っぱって刺入部を決めたら針を少しだけフックさせる。

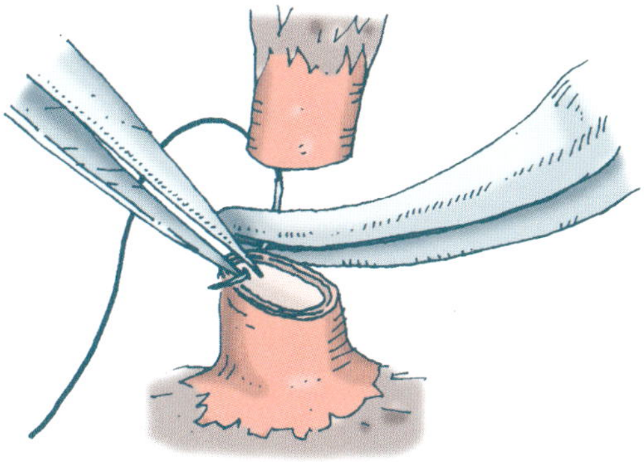

2 針はそのままで鑷子を動かし、カウンターに当てて、全層にぐっと刺す。

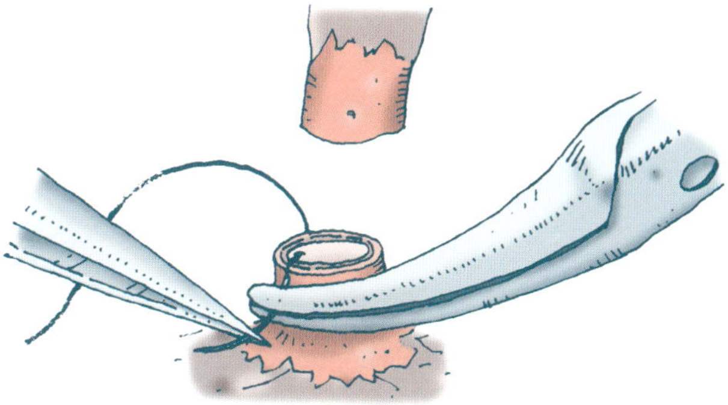

3 針を鑷子でつかんで抜いたら、順針で持ち、ロックする。

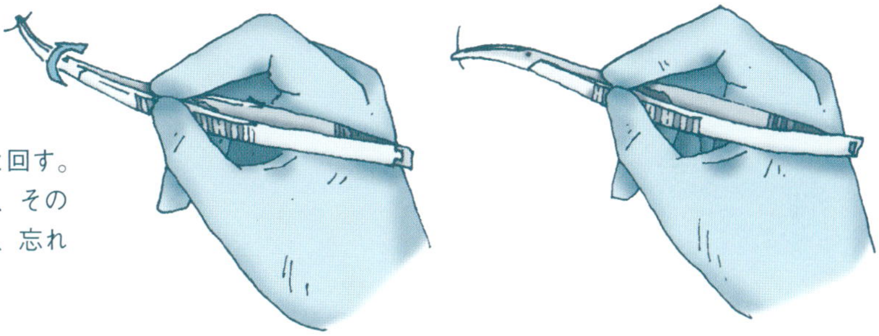

4 持針器を手の中で180°くるりと回す。しっくりなじむ感じで持てたら、その位置でロックをはずして（これ、忘れないで！）、

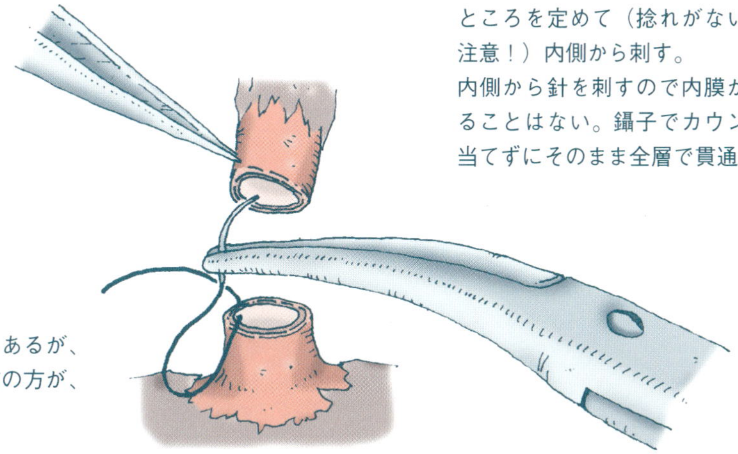

5 鑷子で上側の血管を持ち、対応するところを定めて（捻れがないように注意！）内側から刺す。
内側から針を刺すので内膜が剥がれることはない。鑷子でカウンターを当てずにそのまま全層で貫通させる。

逆針に持ち替えて縫う方法もあるが、案外やりにくい。このやり方の方が、流れが途切れずよいと思う。

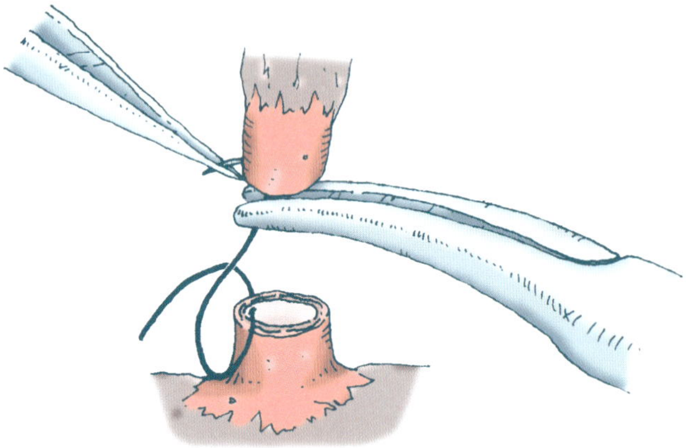

針は、縫合部の右か左のどちらか同じ方向に抜かなければならない。
1針目は血管の左側の方を縫っているので、結紮で締めるときも左側に引っぱりながらした方がよい。つまり、糸は左側に揃えて出すようにする。

6 鑷子でつかんで左側に出し、

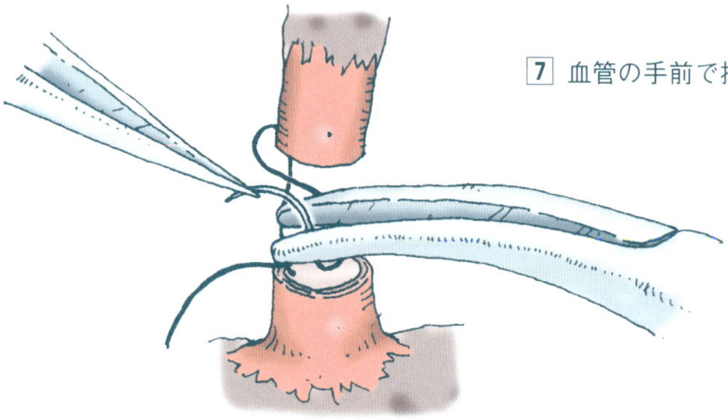

7 血管の手前で持針器でつかむ。

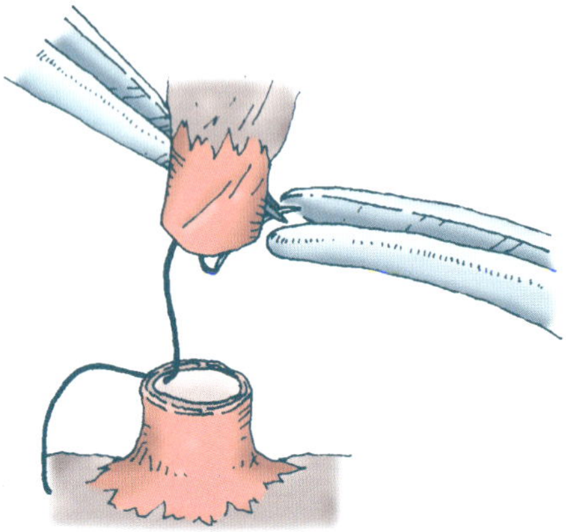

これとは逆に、抜いた針を右側から持針器で取る方が楽だが、この後に糸が絡まないように左側に回して手前まで出してくるのは、案外、面倒である。

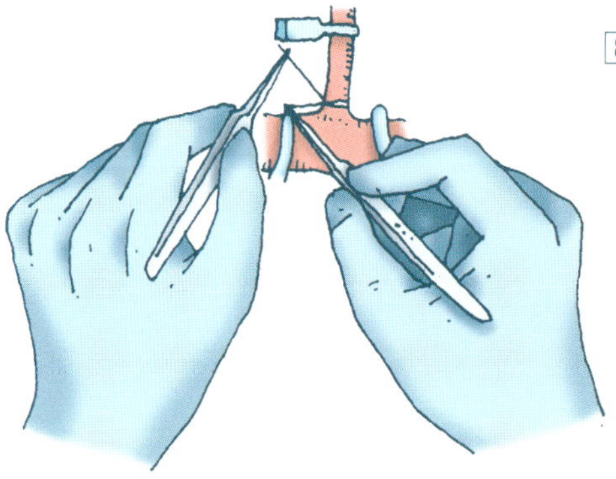

8 結紮はこのくらいの角度の方向で引っぱって行う。
最初のこの糸はマーキングと支持の意味で若干長めに残しておく。

2 後壁を縫う

これ以降は、右側に糸を出して縛れるので、どんどん縫っていこう。

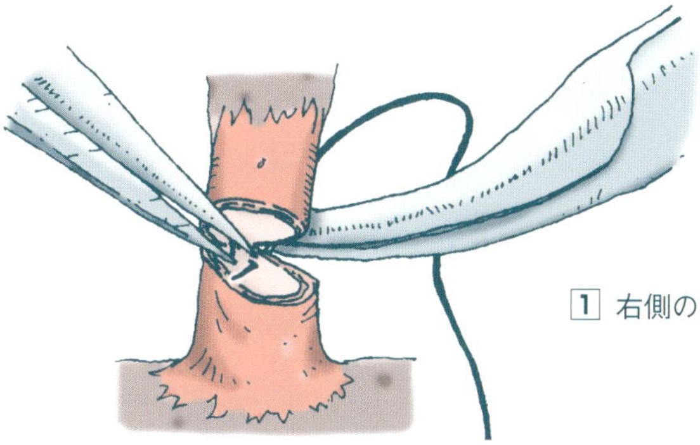

1 右側の向こうから針を入れ、

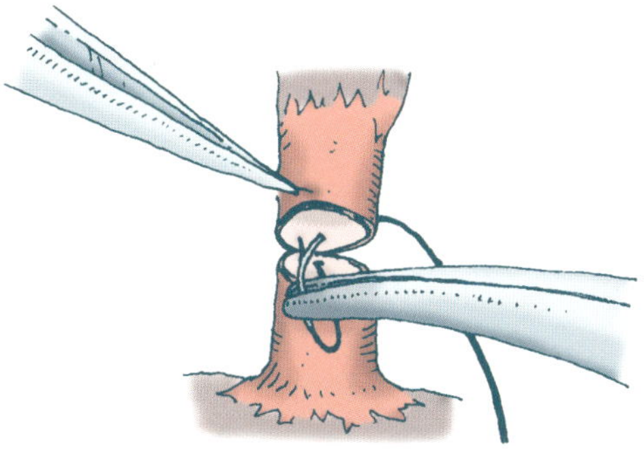

2 抜いたら、いったんロックして180゜くるっと回し、中から外へ針を出し、

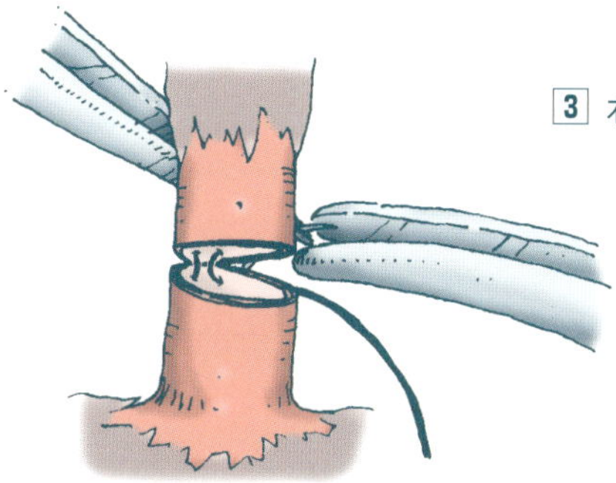

3 右側から針を抜く。

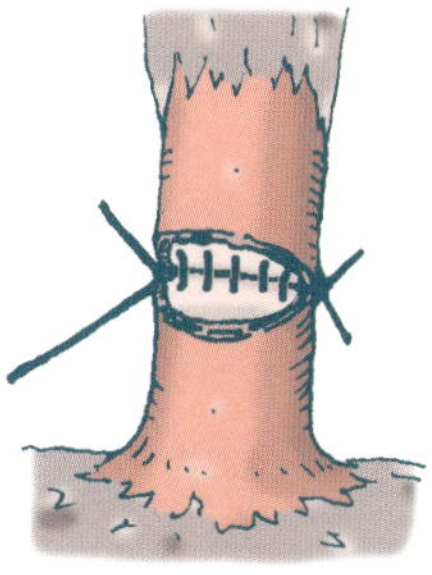

4 先ほど示した時計で言うと、2～3時くらいまで縫ってゆく。針の間隔は「やや密かな」と思うくらいにしておこう。
Back Wall法の場合、ひっくり返せないので、再還流した時に後壁側から漏れると修復がとてもやっかいだからだ。

3 前壁を縫う

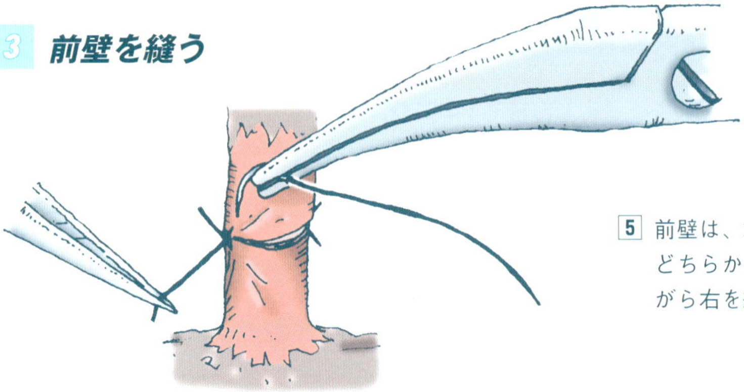

5 前壁は、左右両側から縫ってゆく。
どちらからでもよいが、左側の支持糸を持ちながら右を縫うのがやりやすい。

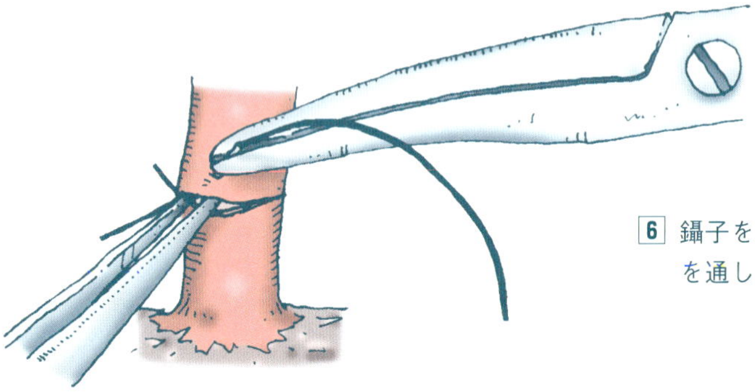

6 鑷子を入れ、カウンターを掛けながら上壁に針を通し、

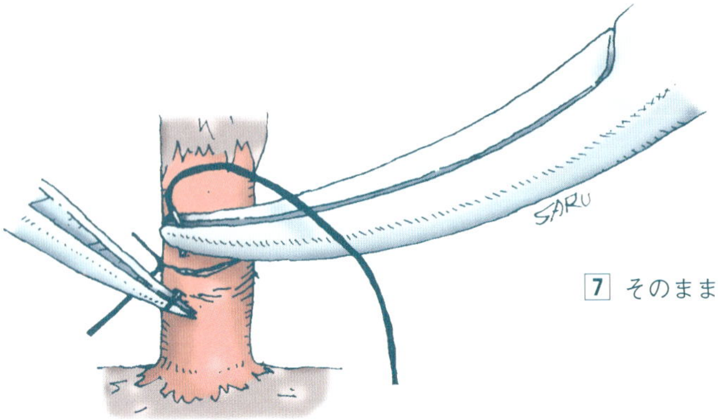

7 そのまま、一息で対側まで通して、縛る。

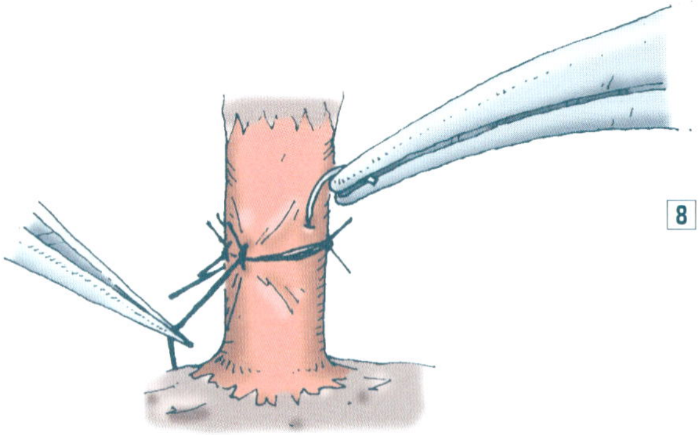

8 左側を7時くらいまで縫ったら、最後の糸を支持に持って右側を縫う。
針をフックのようにして通したいところの壁をひっかけて、少し手前に持ってきたら、鑷子を内腔にいれてカウンターにするのがコツである。

最後はアンタイの糸を数針置いておき、すべてを結紮すれば終了である。

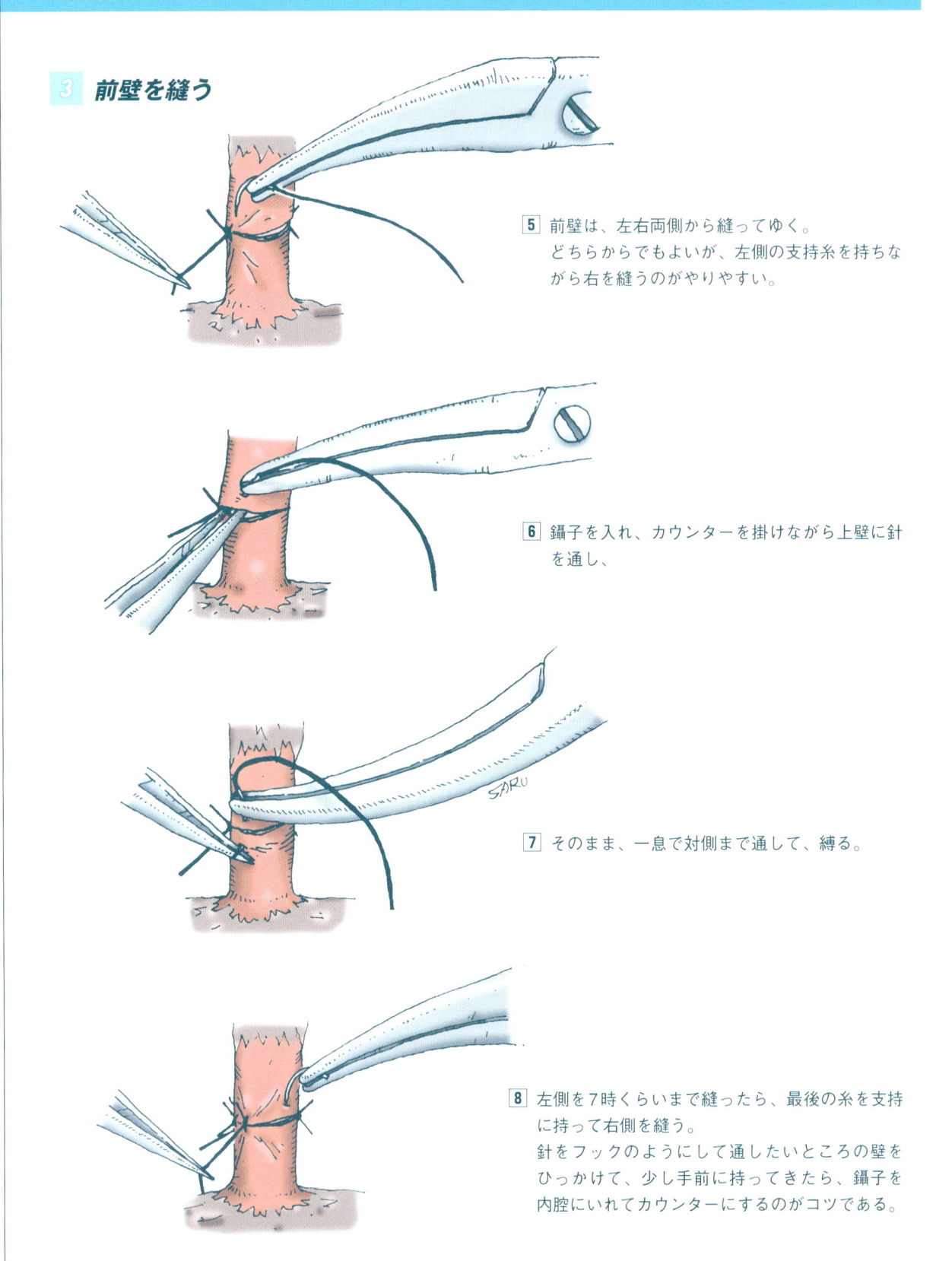

4-5 静脈吻合（端々吻合）

1 静脈吻合の準備をする

基本的には動脈と同じで、内腔をきれいに洗浄して、断端をクリアにし、吻合に邪魔な外膜を切除すればよい。

静脈は動脈と比べると、1. 太いが壁が薄いので、動脈のようにスパッと切れないことがある、2. 外膜は動脈のように発達していない、という特徴がある。

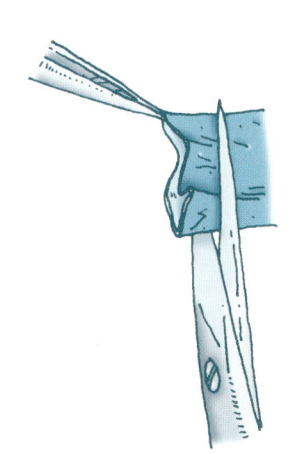

できれば動脈と同じように一息に切りたいが、
太い時は血管壁がたわんで、

断端がなみなみになりやすい。

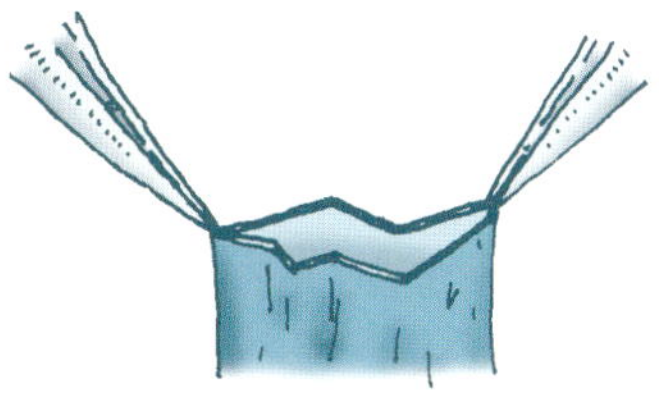

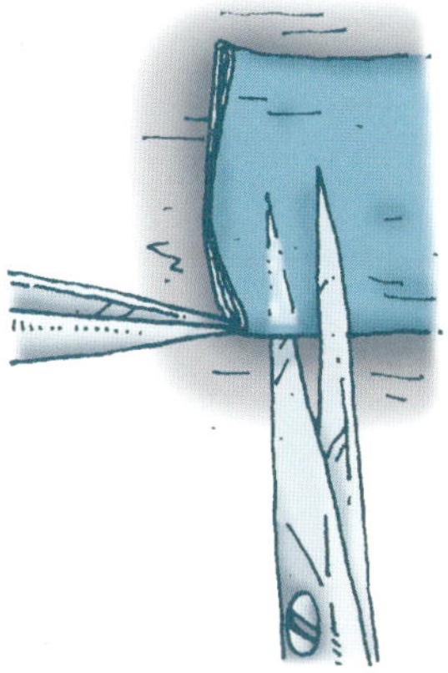

刃渡りより太い時は、濡れた下敷きの上に伸ばして置いて、そおっと手前から切っていく方がよい。

静脈の外膜は薄いので、断端のところの邪魔な部分だけ除去すれば十分である。不必要にがんばって外膜を除去しても時間の無駄だし、かえって薄い血管壁を損傷してしまうことがある。

2 1針目をかける

最初の糸をかける時に一番問題となるのは、“捻れ”である。最終的に吻合の位置が決まったら、その状態でいちど血管クリップを外して捻れのない状態に置き直し、クリップが上端・下端の目印となるようにきちんとつかみ直すようにする。そのクリップを目安に支持糸の２針をかけると間違いがない。

内腔の支持が難しいので、左手に持った鑷子だけでコントロールせず、針をフックのようにして両手で操作するとよい。この技はいろんな場面で使えるので、マスターしよう。

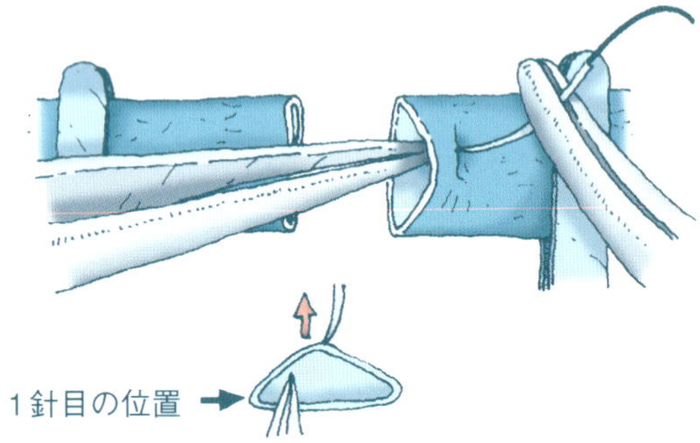

1 まず、前壁の適当なところの外膜を針で引っかけて持ち上げて、確保された内腔に左手の鑷子を挿入する。

2 内腔に挿入した鑷子を手前かつ、やや上方に持ち上げながら、血管を手前に回す。そして針を通したい場所（→部）を針で引っかけておく。

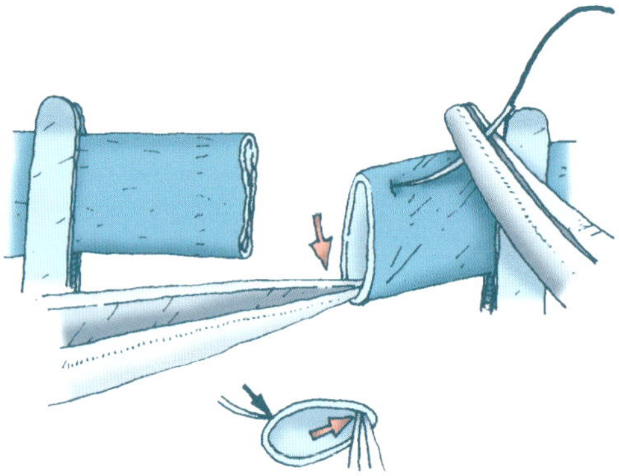

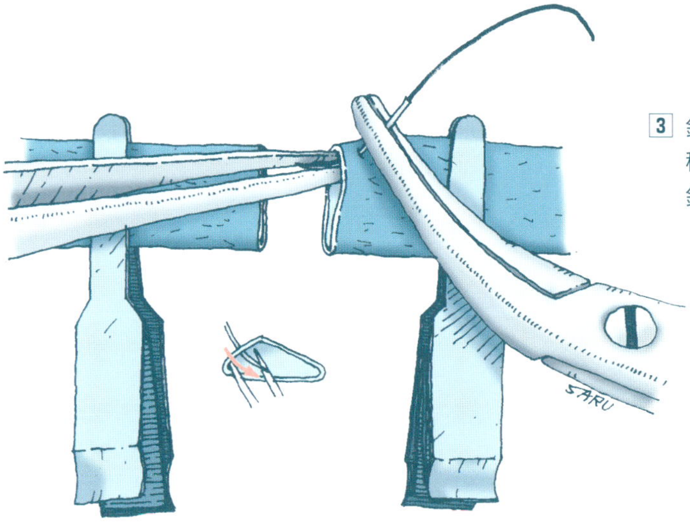

3 針は動かさないで、鑷子を針の対面まで移動させ、カウンターを掛けると同時に針をぐっと通す。

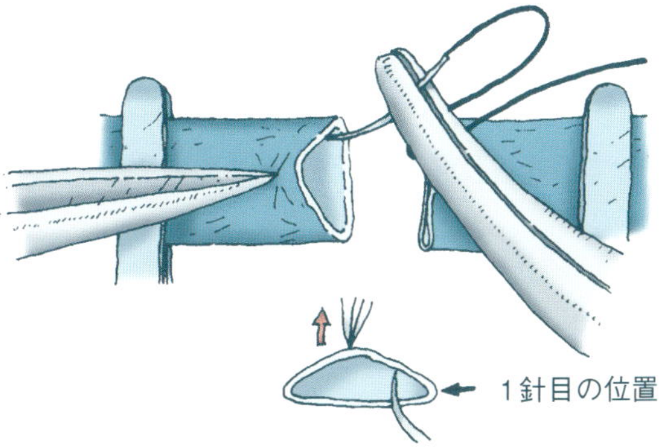

4 針を抜いたら、持針器でつかみ直し、相方を縫う。
まず、前壁のつかみやすいところを鑷子で持ち上げて、確保された内腔に針をそっと入れて引っかける。

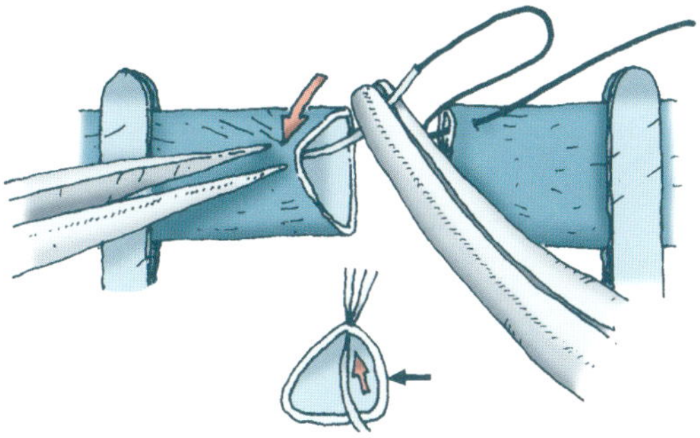

5 鑷子をいったん離し、引っかけたところを手前に回しながら、刺入するところが見えるようにする。
見えたら針のあたりを鑷子でつかみ、

6 針を刺入部に移動させて、すっと通す。このときも鑷子でカウンターをかけるように、軽く引っぱる。

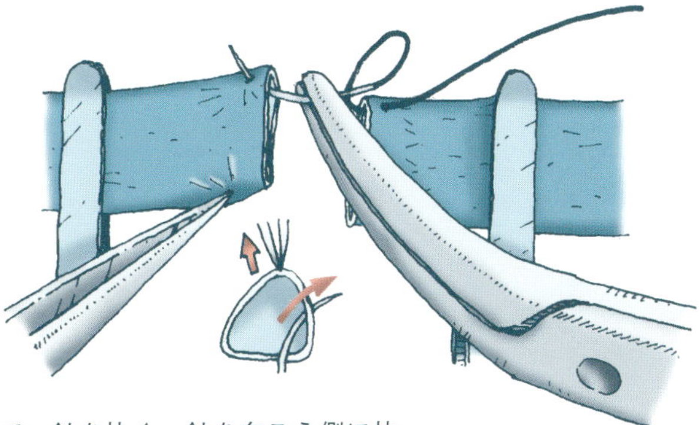

7 鑷子はそのままで、針を抜く。針を向こう側に抜く時は、Back Wall法の項（p.75）で述べたように、持針器を回してからつかみ直して、向こう側に押すようにするとやりやすい。

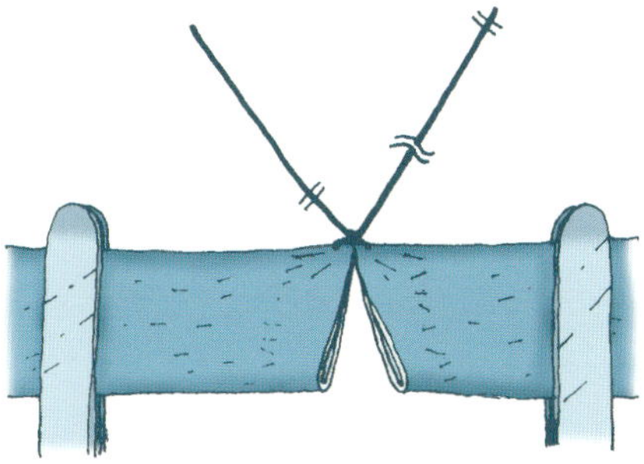

8 静脈の場合は外科結紮でなく、ふつうの結節縫合で縛る。血管壁が内反しないように気をつける。支持糸は長めに残す。

3 ２針目を縫う

静脈は柔らかいので３針目以降で後壁に針を引っかけやすい。２針目を 180° ぴったりにするよりも、少しだけ前壁寄りにした方が、後壁にたわみができて巻き込む可能性が低くなるので、安全だ。

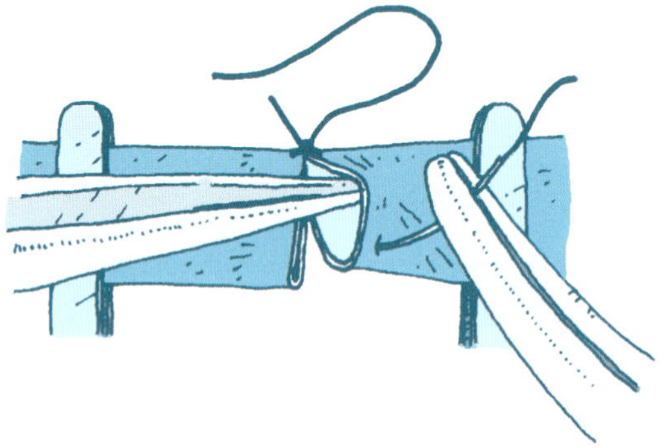

1 刺入点を針で軽くフックして持ち上げ、鑷子を入れる。

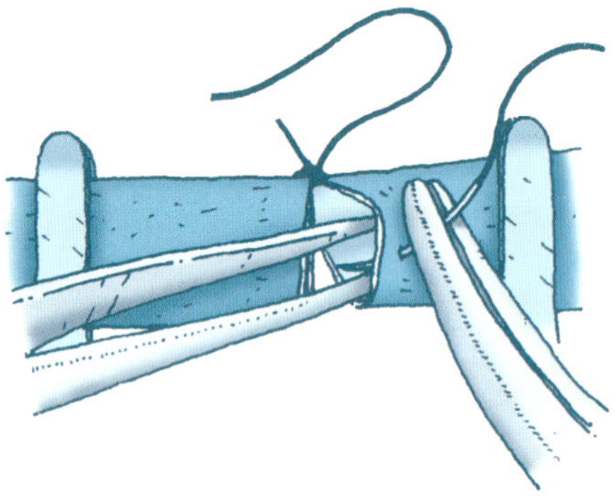

2 鑷子を移動させて、カウンターをあてて通す。

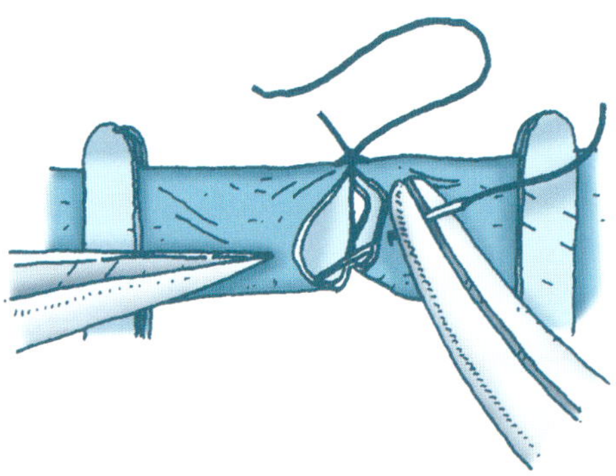

3 手前の壁と向こうの壁の長さ（余り加減）が、左右でだいたい揃う感じにして、

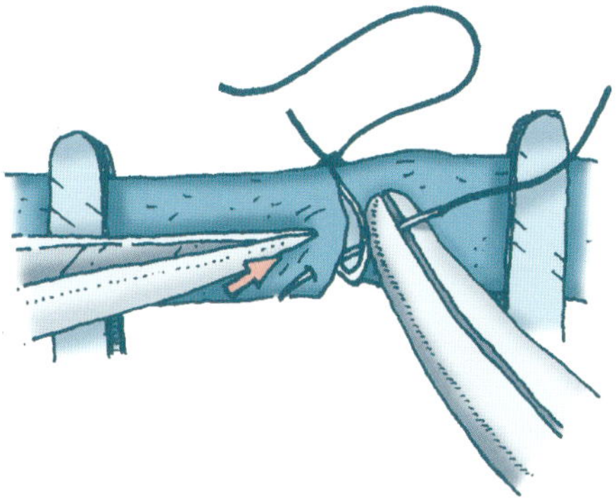

4 鑷子でカウンターをあて、すっと通す。位置がばっちり決まったときは、いただきっ、という感じになる…と思う。

5 結節縫合し、支持糸を残して糸を切る。

6 下敷きを作る（参照p.27）。
静脈吻合では、左右の支持糸を下敷きに固定しておく方がよい。
下敷きに突起を作って、くるっと糸を回しておくだけである。

下敷きの縁に作る方法は早いが、場所や緊張によっては、くるんとめくれ上がることがある。

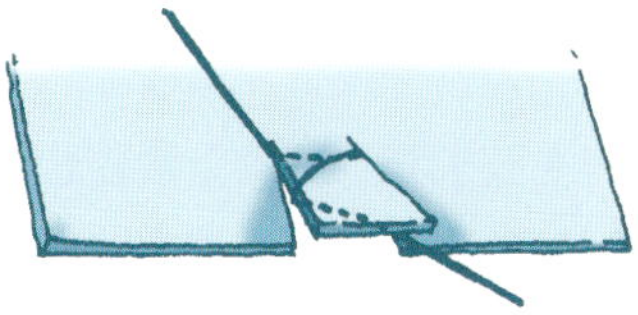

下敷き内に作る方法は、そういったことは少ないが、一手間かかる。どちらでもよい。

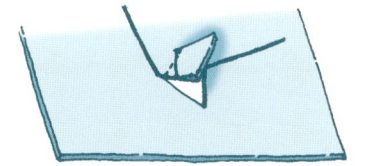

4 3針目以降をかける

さあ、ポジションが決まったら、あとは淡々と縫う至福の時間だ。

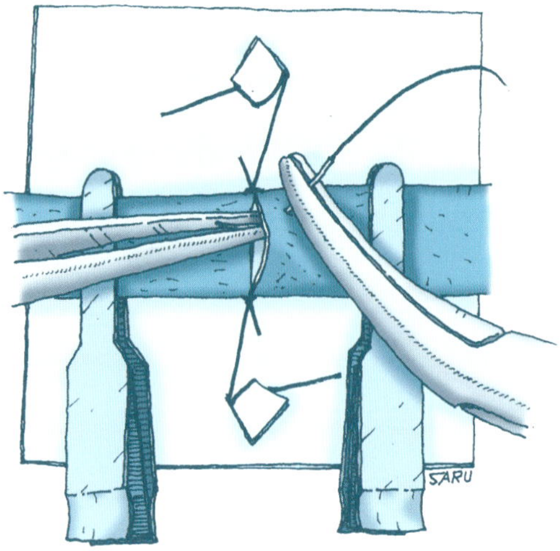

1 3針目以降は、とにかく後壁を引っかけないことにだけ気を配ろう。
針を入れる時には、必ず内腔に鑷子を挿入して、その間に針を通すようにする。
支持糸をあまりピンと張ると、血管壁が緊張し、かえって内腔の確認がしづらくなるので、血管壁がたわまない程度にしておく。

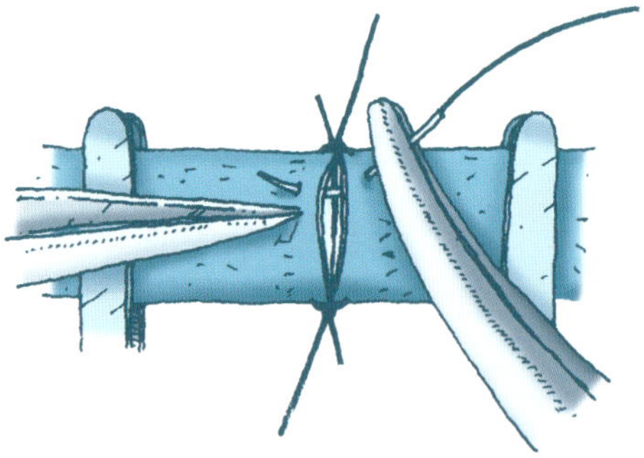

両端から順に縫っていく。支持糸の隣が最も後壁とニアミスしやすい。

2 鑷子で持ち上げ、後壁が必ず向こう側に残っていることを確認して、針を通す。

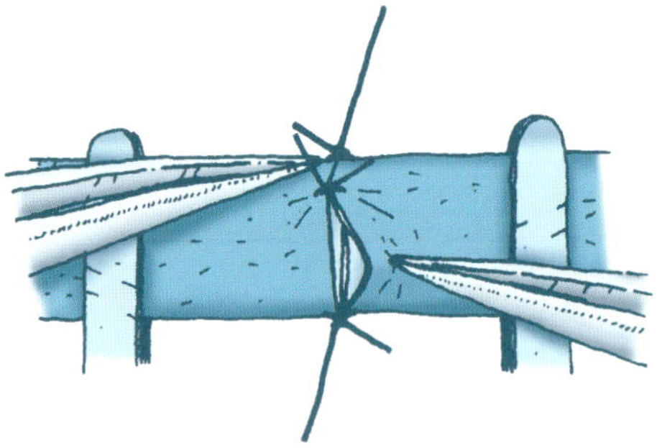

3 縛った後に糸を引っぱってみて、前壁だけにかかっていることを確認してもよい。

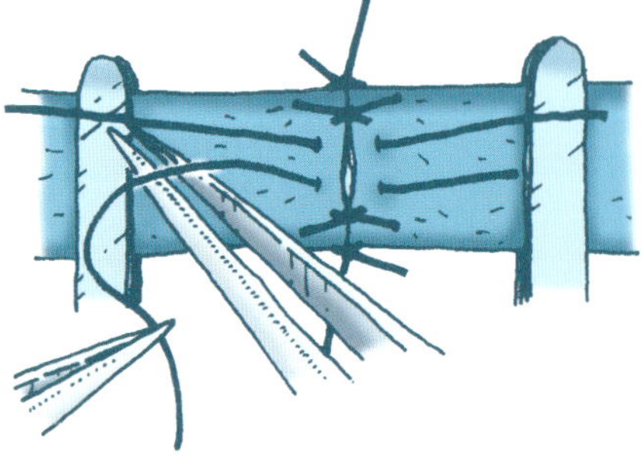

4 最後の2針ほどはアンタイにして、確実に縫う。
口径差のある時は、1針ごとに間隔を調整して縫っていく。

5 血管を引っくり返す

表が終わったら、血管を引っくり返し、支持糸を固定し直し、内腔をよく確認する。後壁を拾って縫ってしまっていることがある。引っかけて縫った糸が透けて見え、大丈夫だ、とだまされることがあるので、ヘパリンを流し内腔がきれいにふくらむかどうかきちんと確認する。

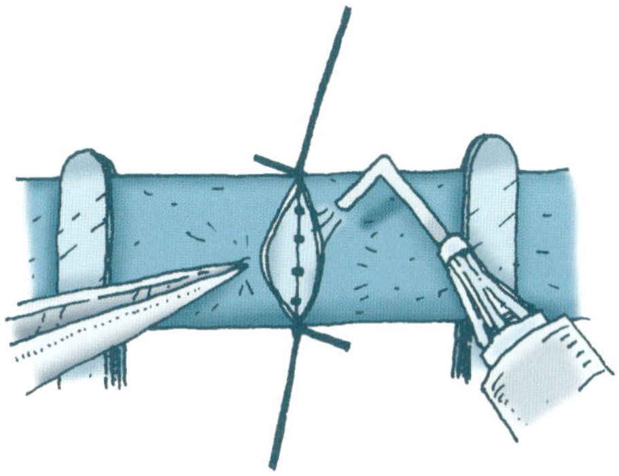

6 後壁を縫う

後壁も同様に、向こうの壁を拾わないように注意しながら縫っていく。最後の糸を縛る前に、もういちど内腔にヘパリンを充満させ、血管が十分に膨らむことを確認する。向こうの壁を拾っていると、不自然な引きつれなどがあるので、よくわかる。

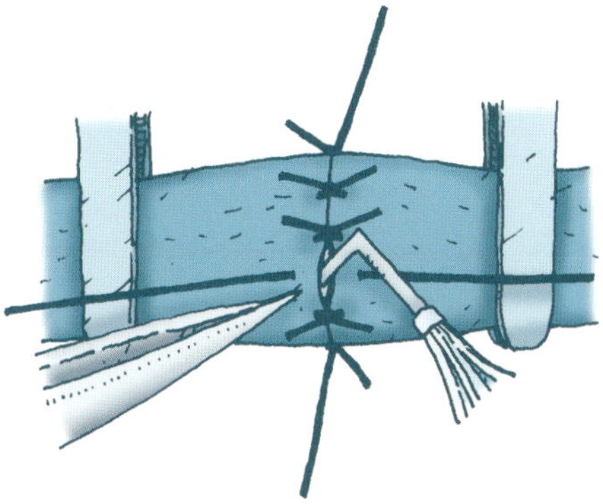

大丈夫なら、最後の一結びをして、終了！！。ふう〜っ、さ、通るかなぁ！確認に行こう。

4-6 静脈吻合（端側吻合）

静脈の端側吻合はレシピエントの侵襲も少なく、血管も主血流が温存されるため詰まりにくいとされる。特に頭頸部再建においては、端々吻合に適当な静脈がないことも多く、比較的温存される内頸静脈へ吻合する時に用いられる。手技的には動脈のBack Wall法と似ているが、静脈は圧が低いので後壁だけは、連続縫合で行うことが多い。

端側はできて損はない。ちょっとしたコツを覚えればすぐに使えるテクニックなので、がんばって習得しよう。

1 位置を決める

まずどこに縫いつけるか、位置を決める。端側静脈吻合では、この位置決めが意外に難しい。

端側吻合は端々吻合と異なり、仕上がりがT字になるため、捻れ、左右の位置、そして周径のどのポイントに吻合するのかを、十分に考えなくてはならない。どこに縫っても良さそうだが、最適なポイントは、案外少ない。

初めのうちは吻合する位置を、ピオクタニンでマーキングしておいた方がよい。

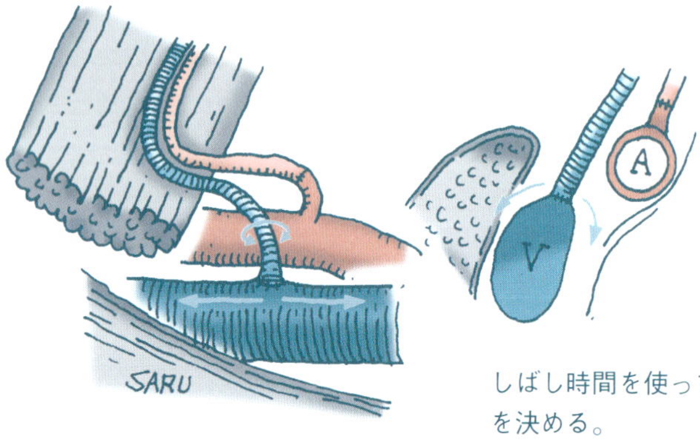

しばし時間を使ってベストポジションを決める。

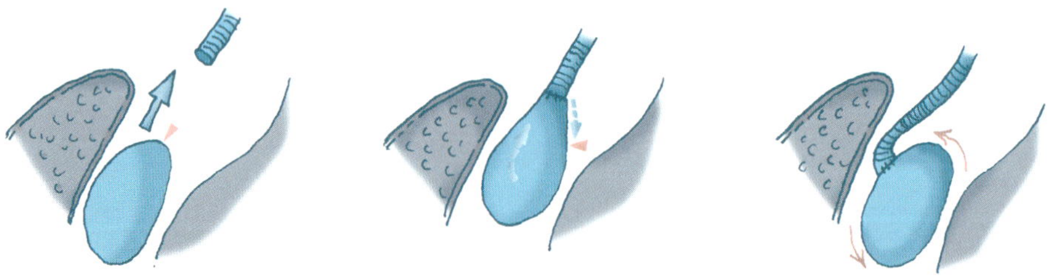

吻合する位置を引っぱって決めてしまうと、吻合後にそれが元に戻って、折れ曲がりや圧迫の原因となる。

2 外膜を処理する

外膜は邪魔なので、吻合部の周囲は切除しておく。クランプをかける前の方が血管壁がピンと張っていてやりやすい。

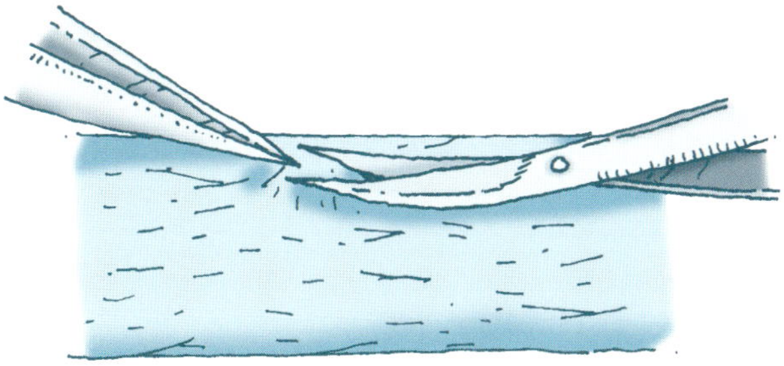

1 鑷子で外膜をつかんで持ち上げ、

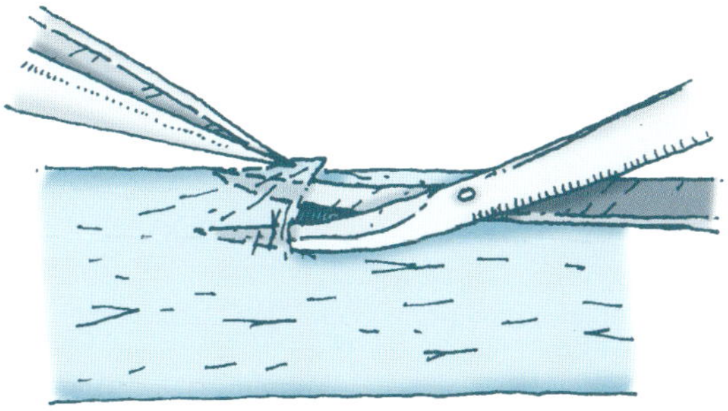

2 少し切ってきっかけを作ったら、

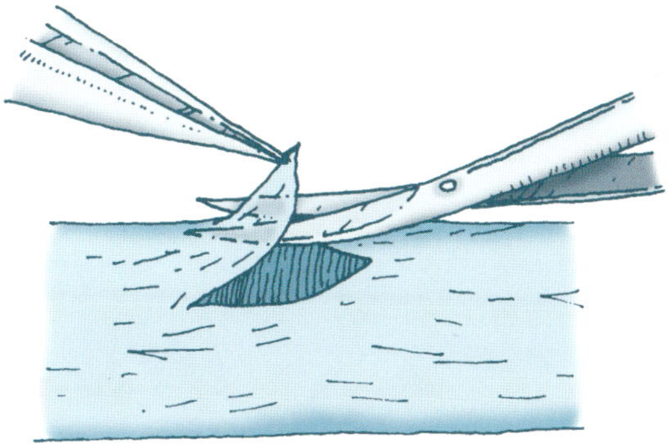

3 マイクロ剪刀で剥離して、ちょきちょき切ればよい。出血させるとやっかいなので、慣れないうちは切り過ぎないようにする。

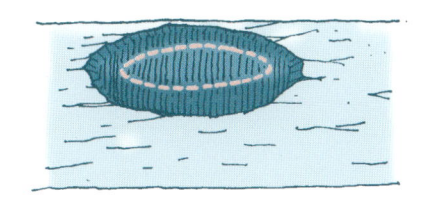

外膜を除去するとかなりペラペラな印象になる。あまり薄くする必要はないが、もやもやが残っても縫いづらい。

3 クランプをかける

「側」にあたる方の血管にクランプをかける。これには、1. 血流を完全に遮断する方法と、2. 血流を残しつつクランプする方法がある。内頚静脈などの太い静脈に端側吻合する場合は、吻合中も血流を温存する必要があるからだ。

1. はクリップを２カ所かければよい。
2. では、２通りの方法：便利な端側用クリップを使うやり方と、普通のブルドッグを２個用いるやり方がある。

端側用クリップ

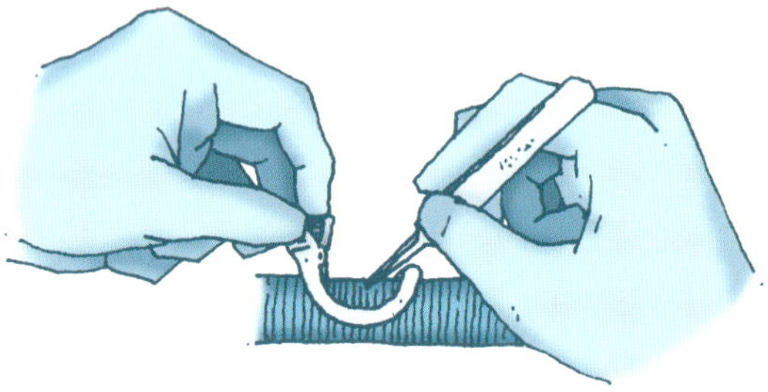

柄の部分が吻合操作のときに邪魔になるので、柄が左になるよう左手で持って、右手に持った鑷子でコントロールしながらクランプする。

普通のブルドッグ

1 まず左手でクリップを持って、左半分をかけ、

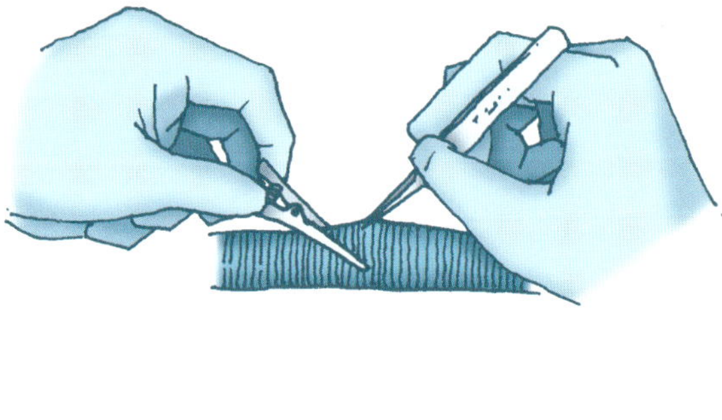

2 次に右半分をかける。

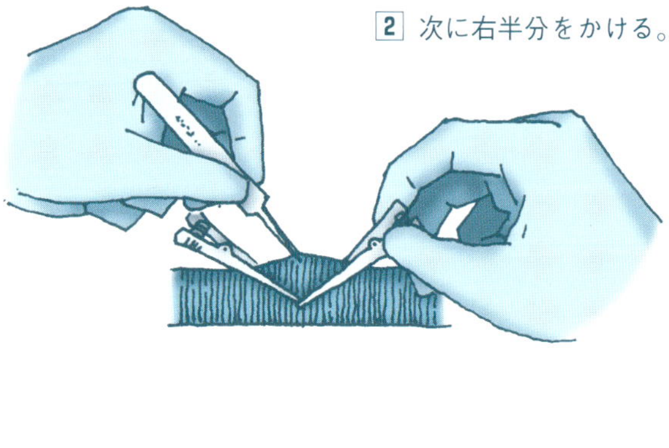

クランプ後は、クリップの噛み残しがないかどうか確認する。甘い状態で開窓すると、血液がだらだら漏れてくるし、かけ直そうと緩めた瞬間に、驚くほど吹き出してきてそれどころでなくなる。ここで、きっちりキメておこう。

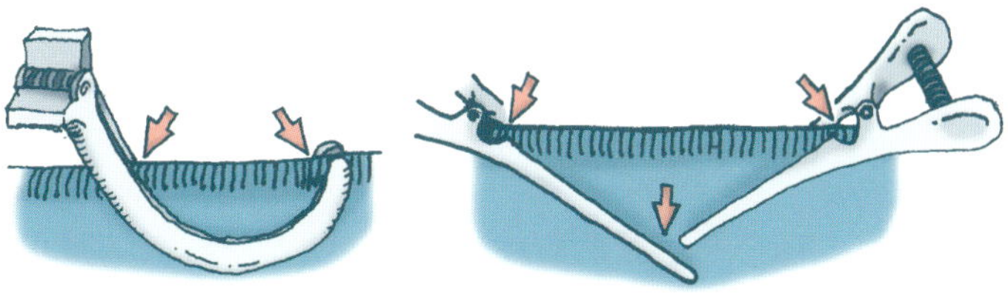

〈ちょっとしたかけ方のコツ〉
開窓すると中の血液が流出して、血管はぺちゃんこになり、壁同士がくっつく。この時、前壁と後壁が揃ってしまうより、上下にずれている（後壁が高く、前壁が低い）方が、吻合しやすい。

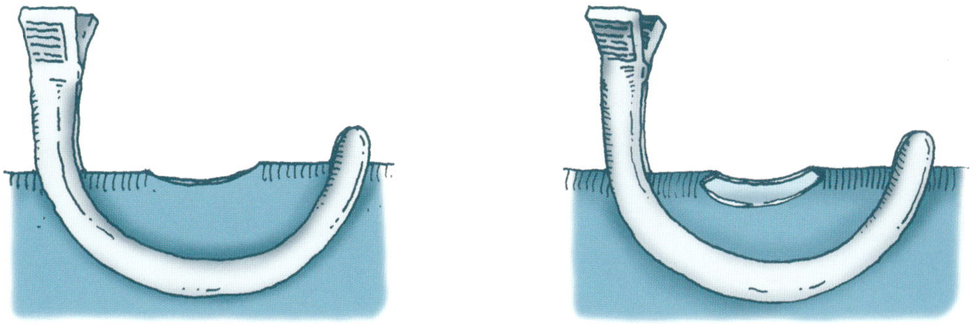

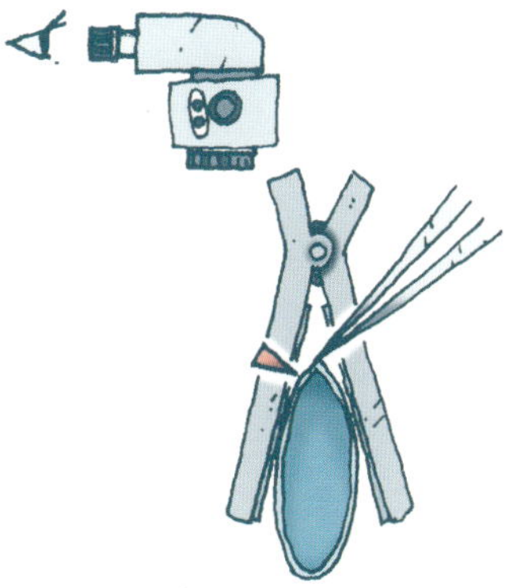

つまり、予定の開窓部よりほんの少し向こう側に回してクランプしよう。あとが楽になる。

4 開窓する

開窓の前に、グラフト側の血管の口径を見て、どれくらい開窓すればよいか確認しておく。

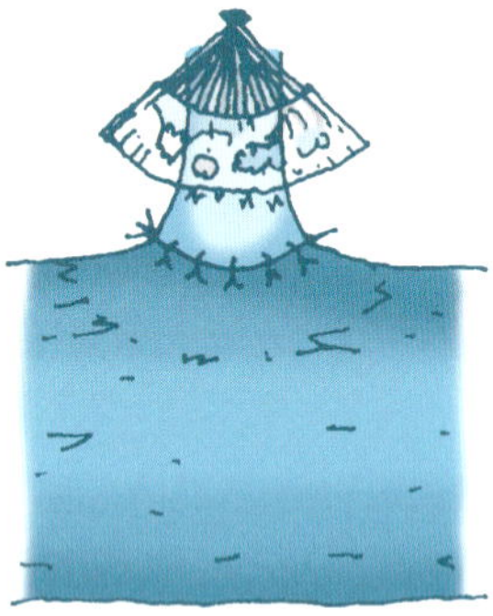

端側吻合では、縫合後にグラフト側が末広がりになるのが理想的である。静脈は思ったより伸びるので、若干大きめに開けておくとよい。大きすぎたら後で縫縮して小さくできる。

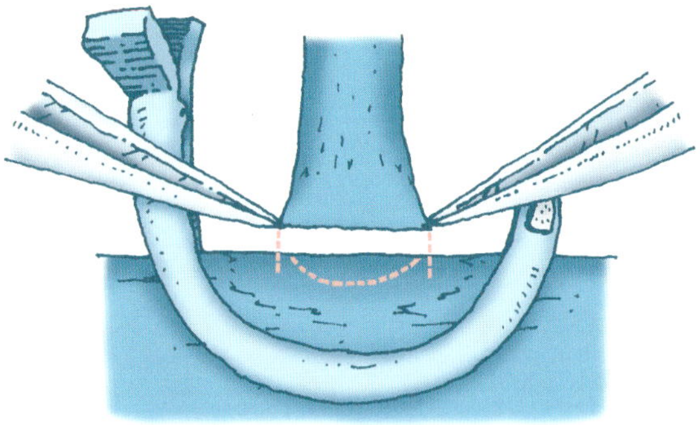

ただ、ぴったりに開けた方が、面倒がなくてよい。慣れないうちは、グラフト側の血管の両端を鑷子で持って長さを合わせ、開窓側の弯曲分だけ短くして切るとちょうどになる。不安ならピオクタニンでマークしておく。(開窓部は、クリップの頂点よりも少し手前に設定してあるはずなので、間違えないように！)

■端側用クリップを使う場合

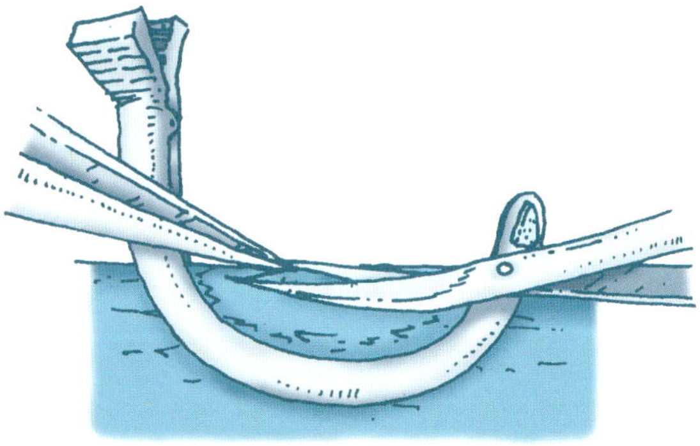

漏れは少ないので、曲がり剪刀で、すっと一気に切る。

■ブルドッグを2個使う場合

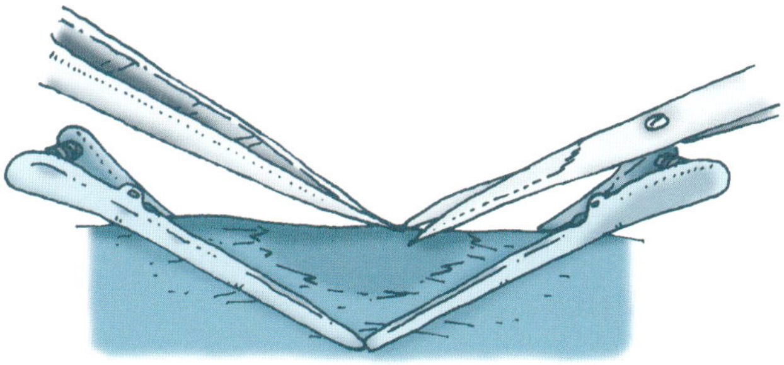

つなぎ目があるので、どうしても少し漏れることがある。完全に開窓してから漏れを止めようとしてクリップを掛け直すと、びっくりするほどの大出血になる。まず、初めに小さく切り込みを入れて、

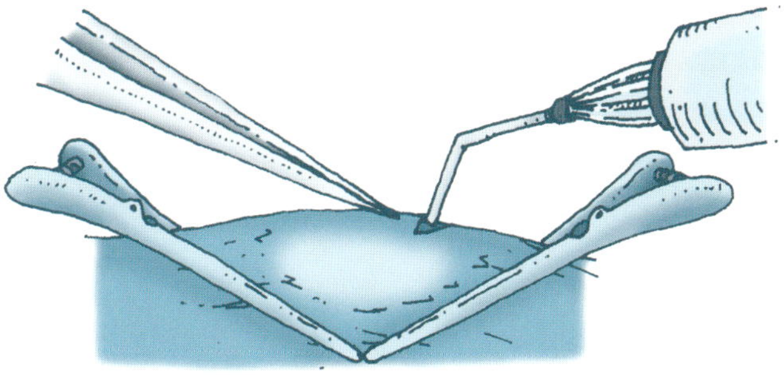

内腔をヘパリンでよく洗って漏れがないことを確認する。漏れがあれば、洗っても洗っても血液が混ざってくるので、この段階でクリップをつかみ直しておく。

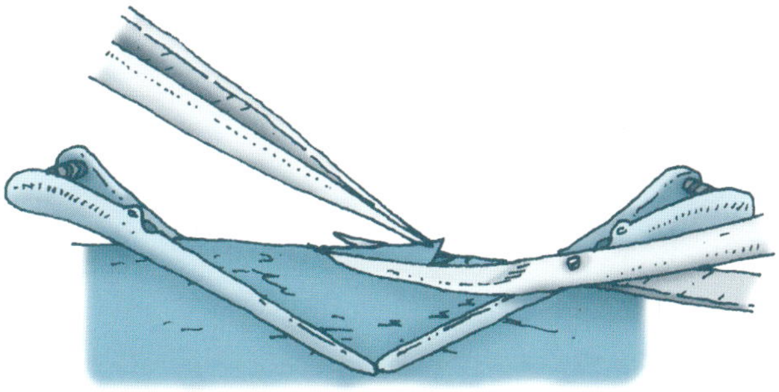

漏れが無いことを確認したら、大きく開窓する。

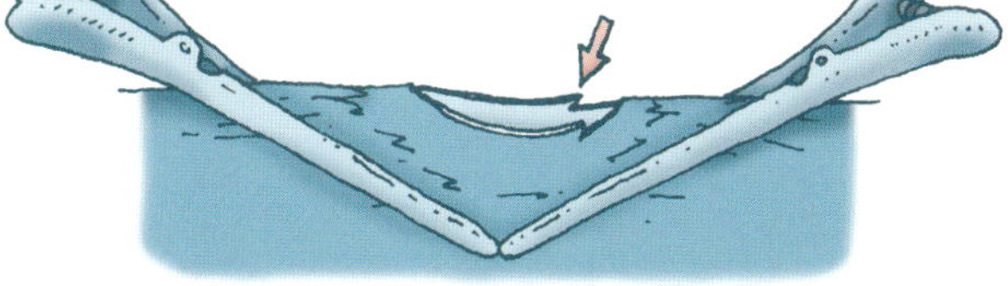

2回以上に分けて切ると、辺縁が不整になりやすい。

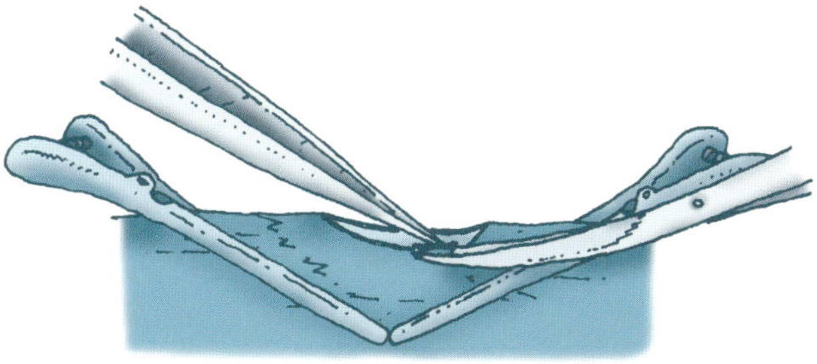

ていねいにトリミングして整えておく。

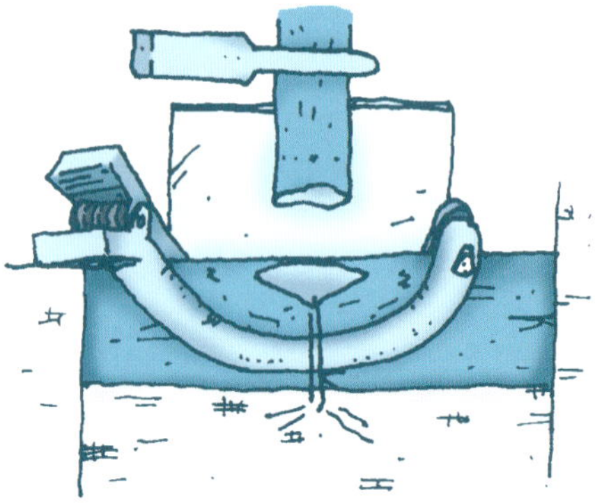

開窓したあとは、壁同士がペタッと張りついて、内腔を保持しづらくなる。
まず前壁に糸をかけて、手間のガーゼに固定しておくと内腔をキープできる。
この糸は最後に切るが、ガーゼとの距離は長めの方がよい。
また、固定したガーゼを少し動かせば緊張は変わるので、縛る時に無理して寄せる必要はない。

端側の場合、支持糸は置かないので切込みのない下敷きを入れる。
もういちど内腔をよく洗浄したら準備完了、吻合に取りかかる。

5 後壁を縫う

右端から後壁を連続縫合で縫う。

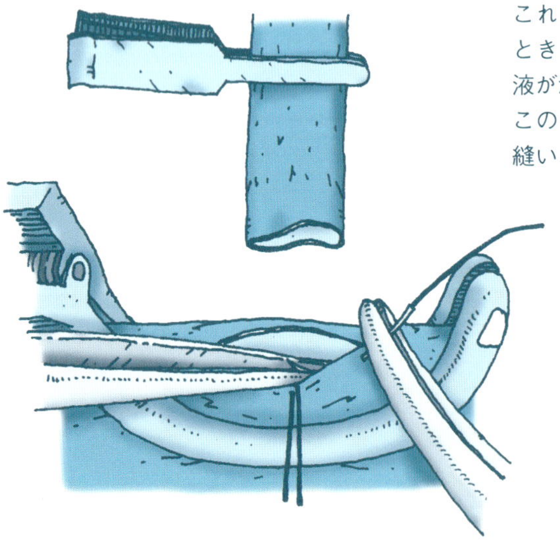

1 1針目は、開窓の右頂点よりほんの少し手前に刺入する。
これは、紡錘形の開窓部と丸いグラフト側血管を縫うとき、どうしても紡錘形の尖った部分が寄りきらず血液が漏れやすいからである。
このため、紡錘形の頂点を少し跨ぐようにして右端を縫い、カドを寄せるようにする。

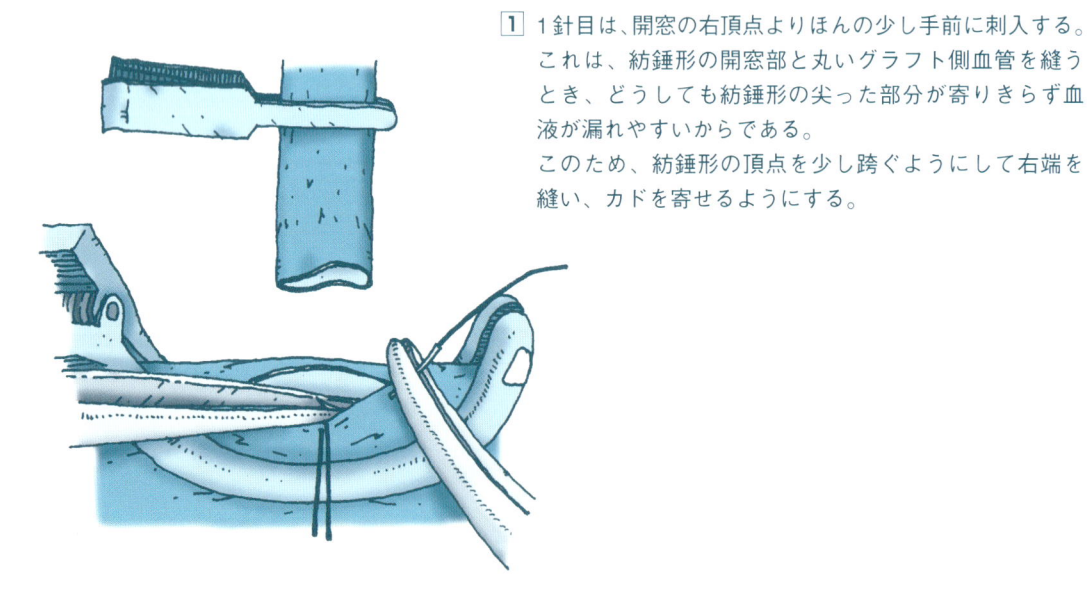

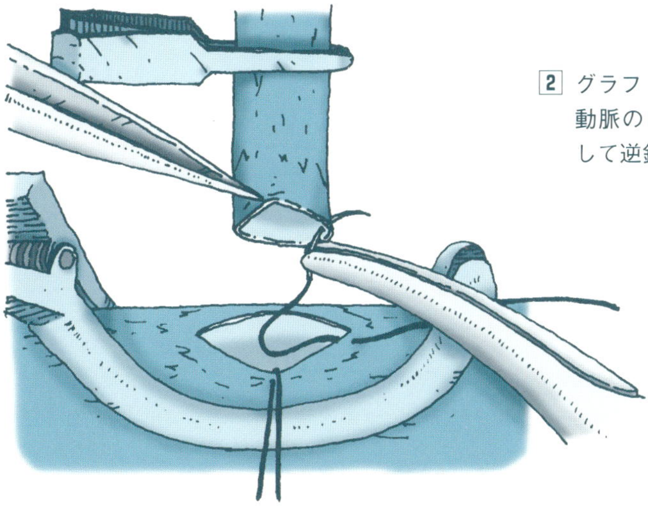

2 グラフト側がねじれていないか確認してから、動脈のBack Wall法の時のように持針器を回して逆針にして（参照p.75）、針を入れる。

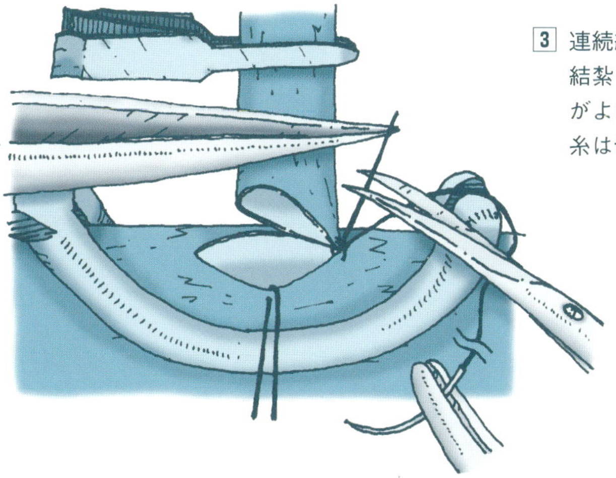

3 連続縫合の最初の重要なポイントなので、外科結紮を含む3回結びとする。糸の端は少し長めがよい。連続縫合なので、針のついている方の糸は切らないように。

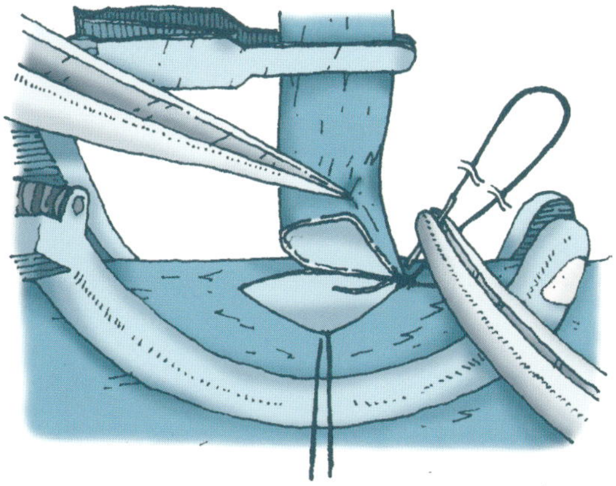

4 この時点で、糸は「外糸」となっている。連続縫合の1針目は、まず開窓側の血管の外側から、刺入する。これで、糸は「中糸」になる。

×

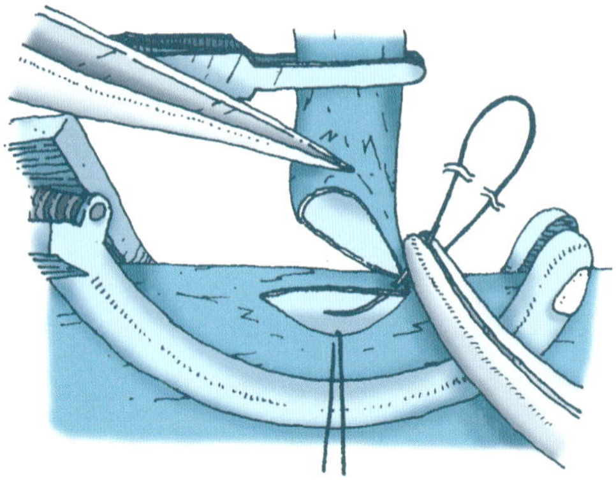

慣れないうちは、最初の糸の内側から縫ったり、

×

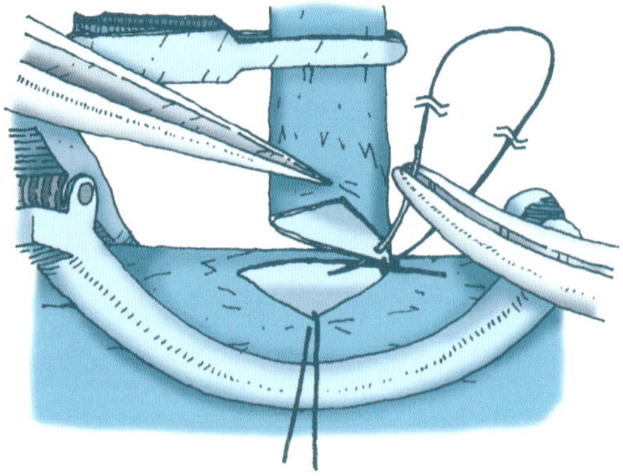

「中糸」にしないままで、向こう側の血管を内側から縫い時始めたりしやすい。間違えると、はじめからやり直さないといけないので、一呼吸おいて、よく確認してから1針目を入れよう。

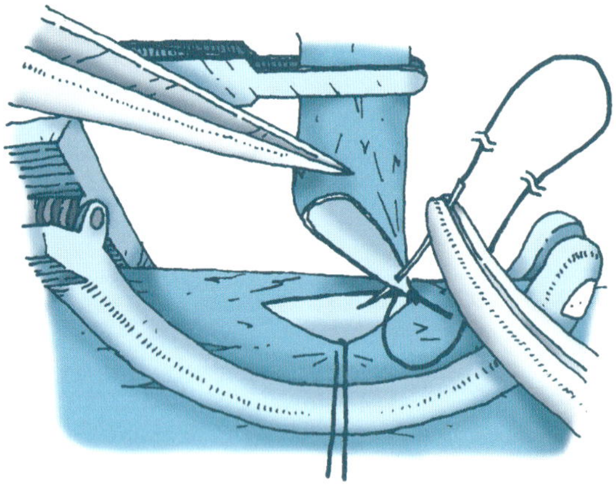

5 「中糸」の状態から、針をグラフト側の内腔側から刺入し、

窓の内腔に抜いて、

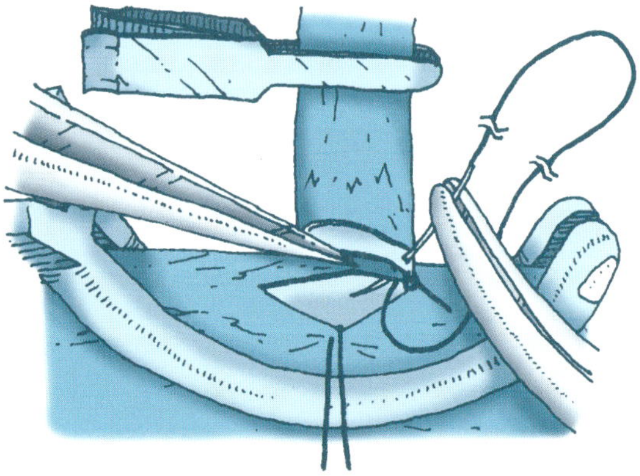

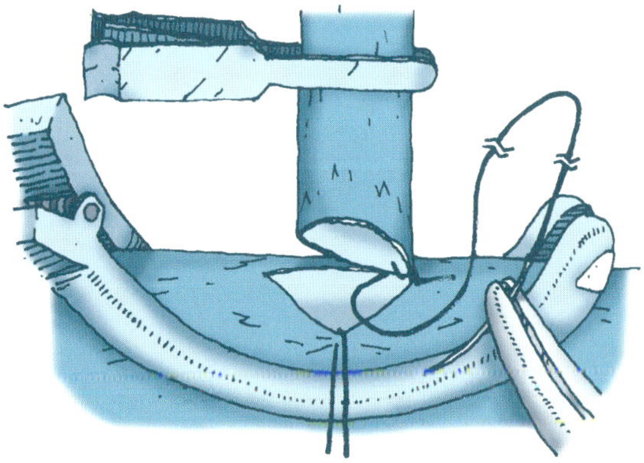

再び「中糸」にする。

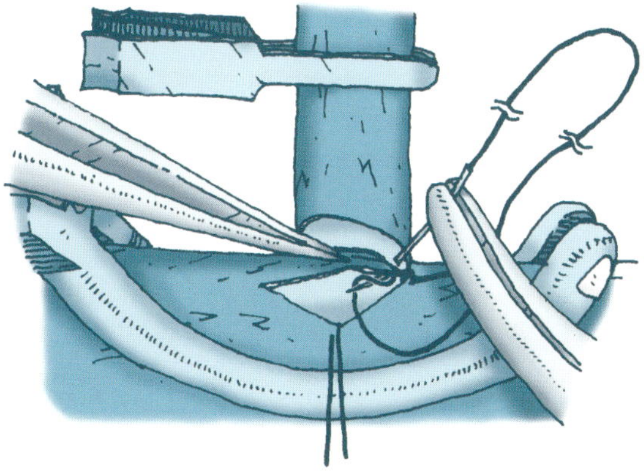

6 針を抜く時は、前の糸の下を通して、ロックしてしまわないようにする。
前の糸の端を左側に残したままにしておくと、気がついたら、アレッということがある。ロックしてしまったら、緩めてから糸をくぐらせて解除する。

7 以後、数針は、同様に連続で縫ってゆく。縫合の間隔は、結節よりも少しだけ密になるようにする。ラフだと寄せようと引っぱった時に、血管壁がゆがむし、いったん漏れると、外側から針を入れて追加縫合するしかない。グラフト側の血管を手前に倒せないような時には困ってしまうので、後の手間を考えてやや密にしておく。

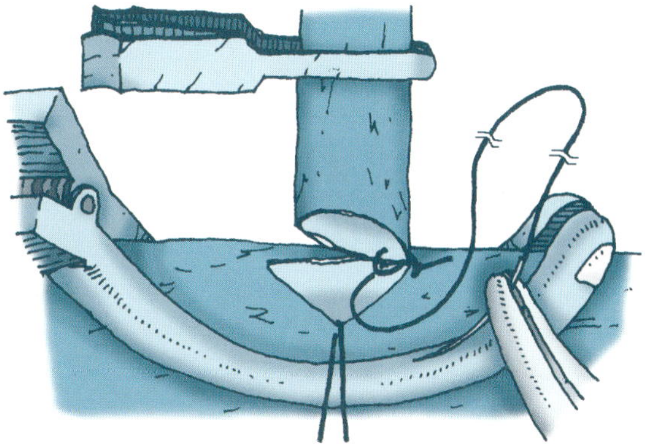

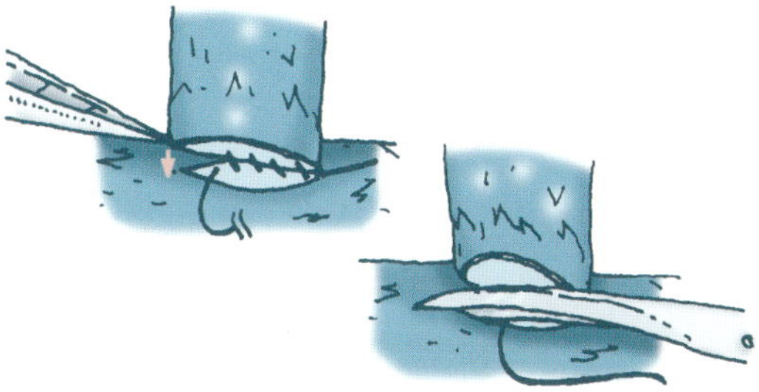

8 数針連続縫合を進めたら、開窓の大きさがピッタリかどうかチェックしてみる。小さすぎるようだったら、大きくする。ほんの少しだったら、ちょこっと切開すればよい。

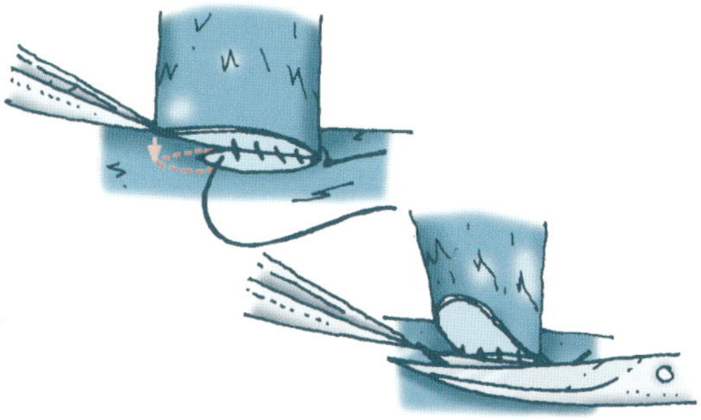

結構大きくする必要があれば、三角形に切除し、角をきれいにする。
大きすぎる場合は、後で縫縮するのでそのまま縫ってゆこう。

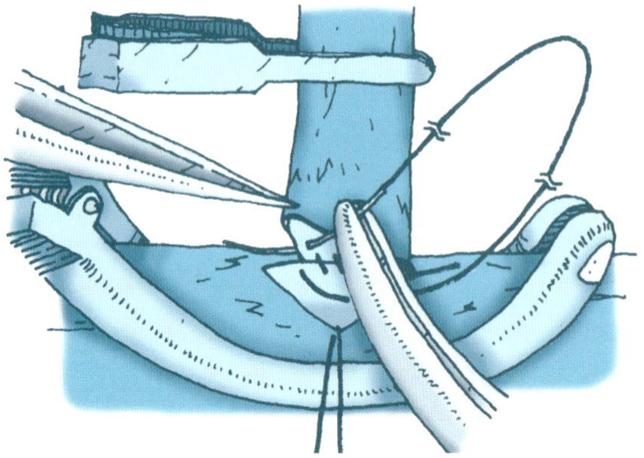

9 最後の数針は、向こう側と手前の血管壁を1針で縫うのが難しくなるので、向こう側の壁を縫ったら、いちど針を抜いて持ち直してから、

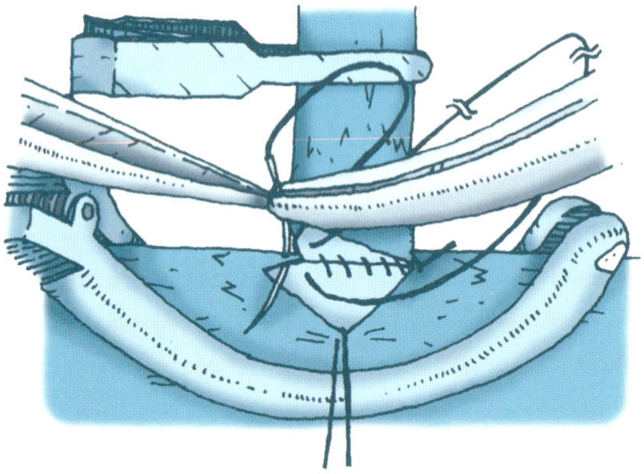

手前側の血管壁を縫うようにする。

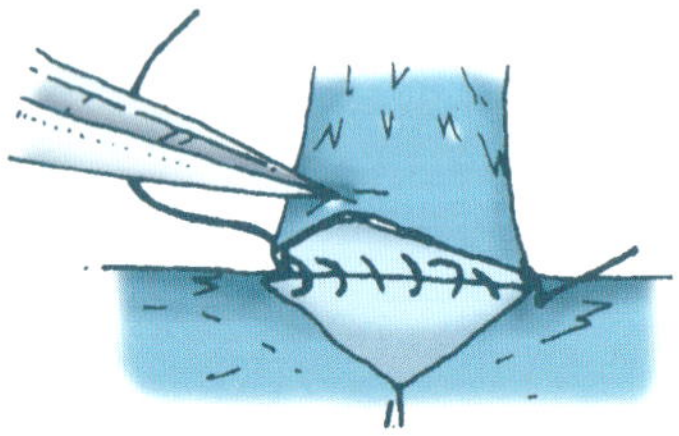

10 180°となる左端まで縫ったら、最後は**9**の形で、外糸の状態にしておく。最後に糸の緩みを取っておくが、単に引っぱるだけでは最初の方(右側)の緩みは取れないので、

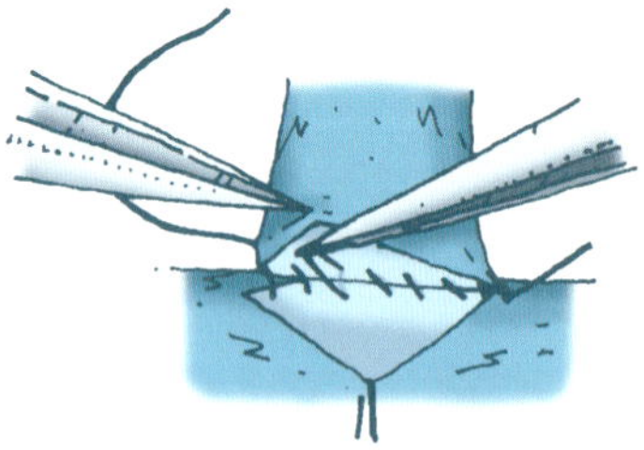

中ほどの糸を鑷子で引っぱって緩みを取り、

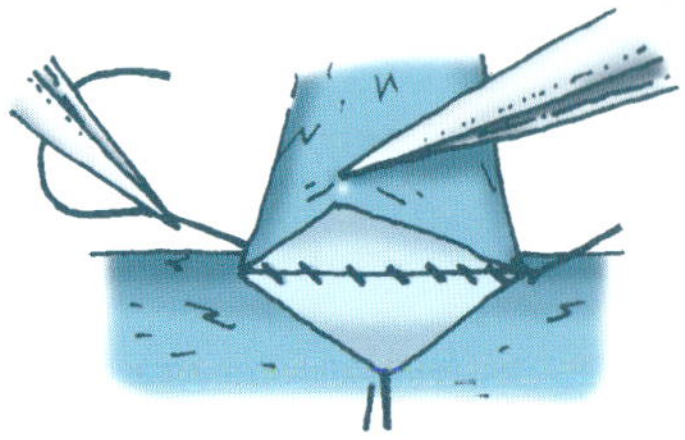

針側の糸を引っぱる。

6 端を結紮する

連続縫合の終わりでいったん結紮するが、方法は２通りある。

1. 別に結節の糸を作って、その糸の端の１本と縛る方法

2. 連続の前の糸と縛る方法

■別の結節の糸と縫う方法

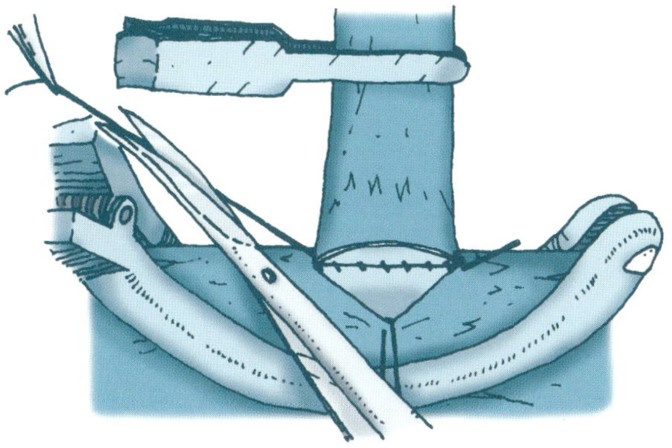

1 連続縫合の糸の端を、糸結びができる程度の長さで切る。

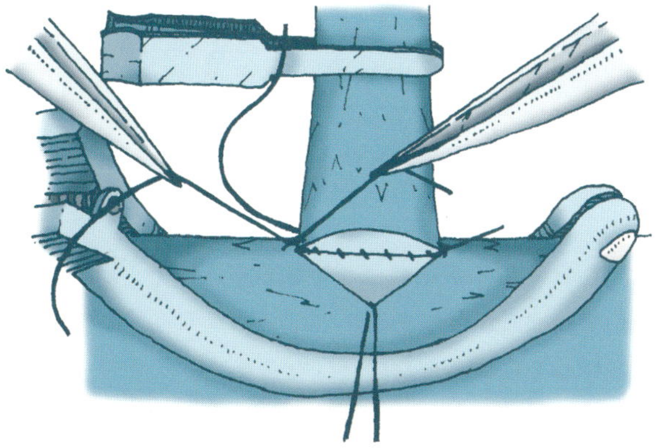

2 続いて隣の左端を結節で縫う。この糸は重要なので、3回ほど結んでおく。

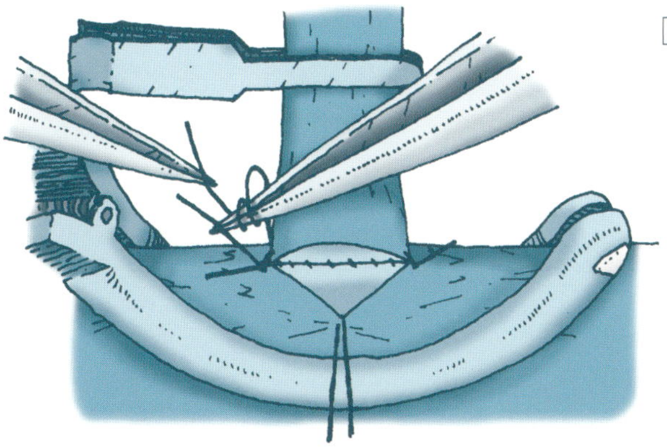

3 この糸の端のどちらか1本と、連続縫合の糸の端を縛る。この糸も重要なので3回結ぶ。

連続の前の糸と縫う方法

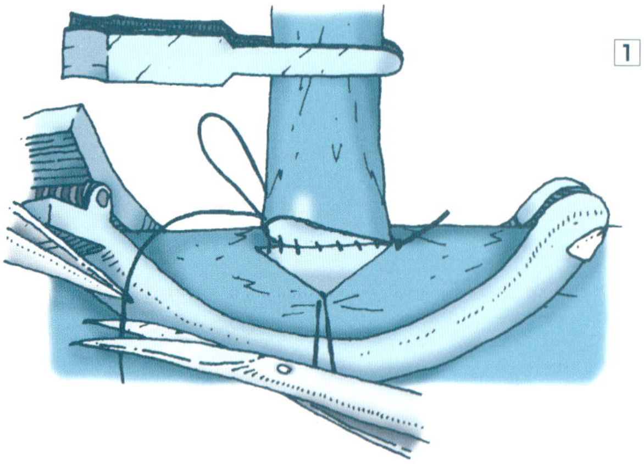

1 最後の外糸にする1針の前の糸を、最後まで引っぱらずに外糸で余らせておく。

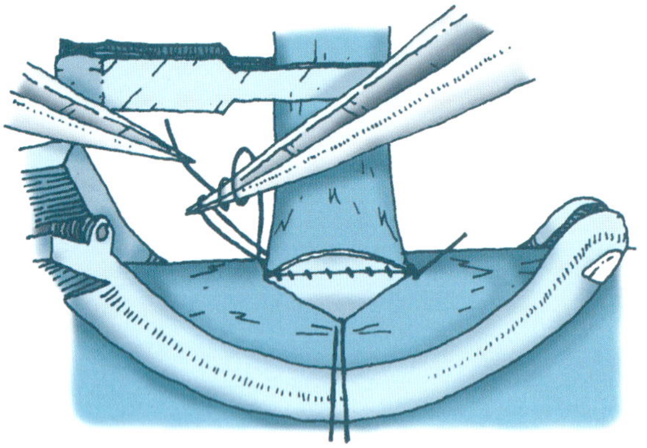

2 最後に出した外糸と、ループ状の糸とを縛る。

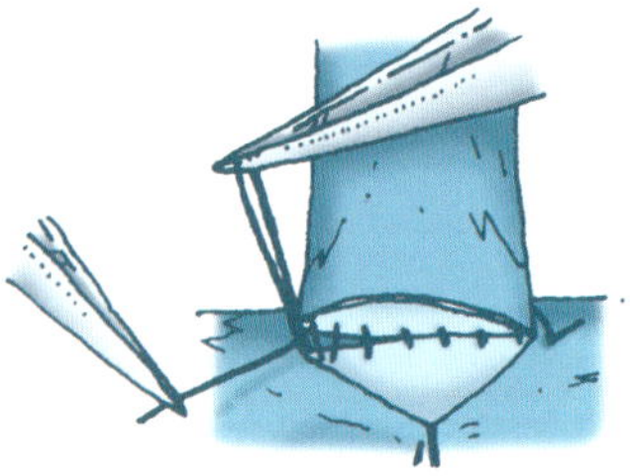

この方法は一見簡単なようだが、ループ状になった２本の糸を引っぱって結紮するので、均等につかんで引けなかった場合など、部分的に糸がゆるんだ状態で締まることがある。

こうなると、今まで縫ってきた連続縫合すべてを切って縫い直さなければならない…。

どちらを選択してもよいが、別の結節の糸と縫う方法の方が失敗は少ない。

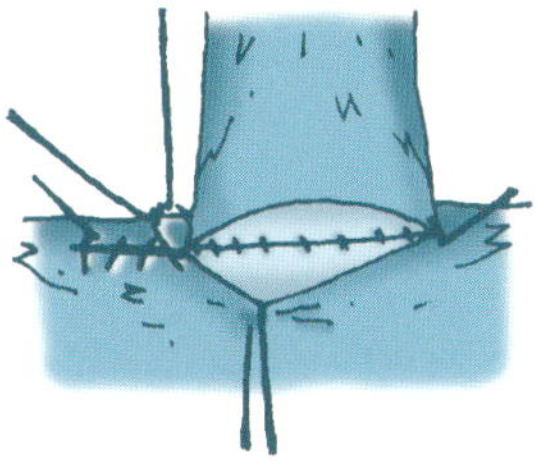

開窓が大きすぎた場合は、縫い閉じる。
連続縫合でも、

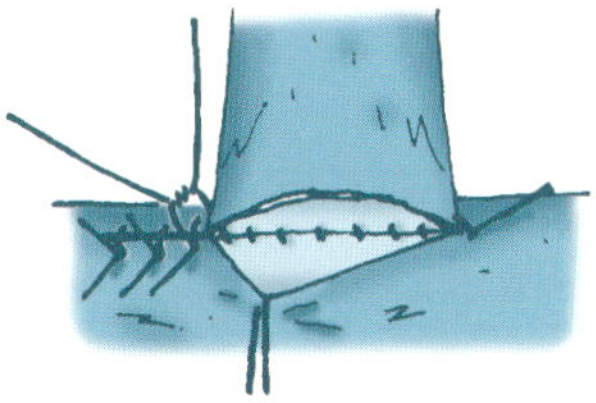

結節縫合でもよい。
この場合は、これらの糸端と、血管吻合の糸とを結紮してもよいし、新たに結節縫合をおいて縫ってもよい。ただ、ここでできる3点縫合部は、非常に漏れやすいので細心の注意を払う必要がある。

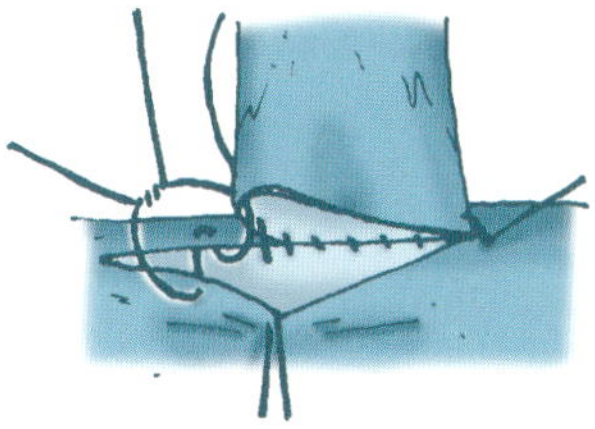

この漏れやすい3点縫合部では、やや煩雑であるがこのような縫合が、漏れが少なくなりお勧めである。

7 前壁を縫う

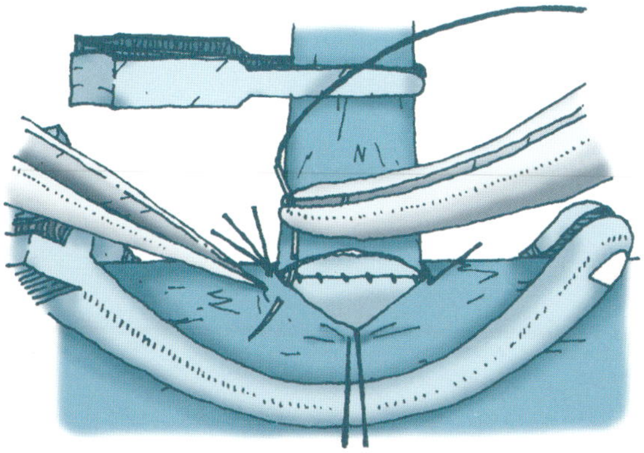

1 前壁を結節で縫っていく。
両側から順にかけていく。
左側は比較的縫いやすいが、

右側は手首を強く曲げないと縫いにくい。

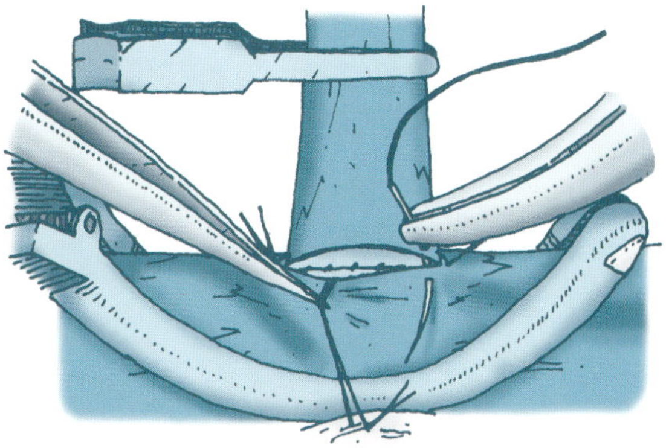

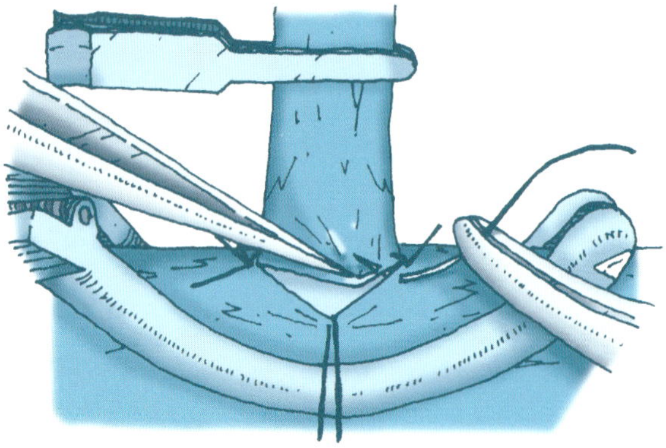

その場合には、手前側から縫うとラクである。

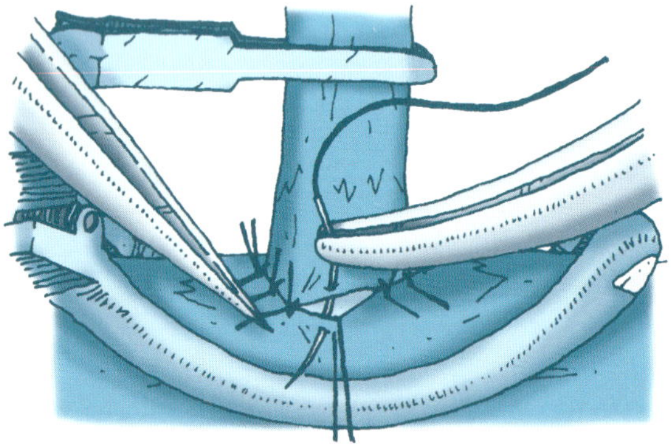

2 前壁を縫う時に、後壁を引っかけないことはもちろんだが、内膜の断端もきちんと確認して縫合する。端側では、静脈の壁が薄いうえに緊張がかかっているので、内膜の断端がめくれこんでわかりづらい。

最初においた支持糸や、前に縫った結節縫合を利用するとよい。むやみに引っぱると針穴が大きくなって、後で漏れる原因になるので、ほどほどに。

8 結紮する

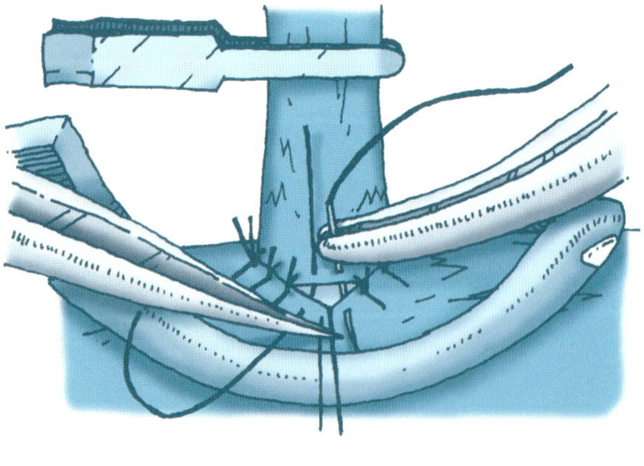

1 支持糸の左側はアンタイとし、右側を縛ったら、

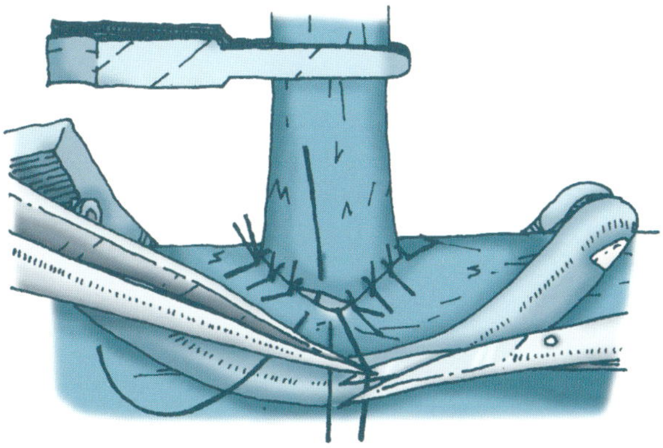

2 糸を切り、支持糸も切ってはずす。

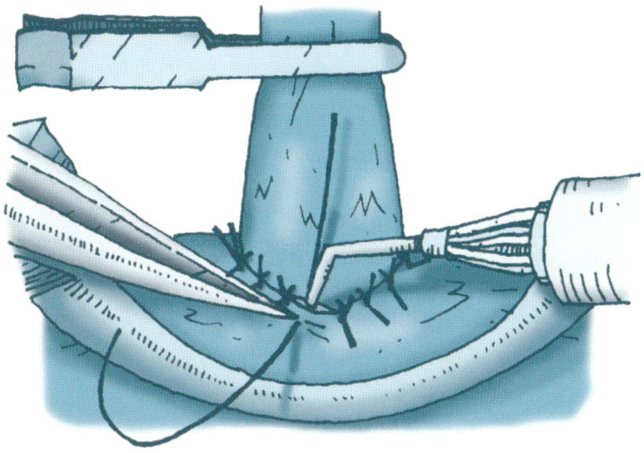

3 内腔をヘパリン化して、十分に膨らむ(前壁と後壁を縫っていない)ことと、漏れのないことを確認し、

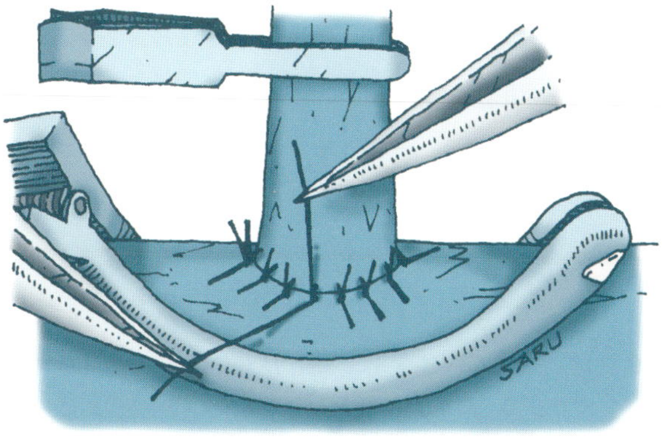

4 最後のアンタイの糸を結紮する。

吻合、終了ー。

4-7 血行再開

さあ、いよいよクリップを外す時が来た。

自分だけでなく、このときを今か今かと待っていたアシスタント、レジデント、スタッフ、ナースも、凝視しているはずだ。

クリップをはずす

1 まず、静脈の中枢側のクリップを外す。少しバックフローがあり吻合部が、ふわっとふくらむかもしれない。ついで皮弁側を外す。つぶれた血管を、鑷子でやさしくほぐすして戻すようにする。あまりぐりぐりはしない。吻合部から少し血液の漏れがあるかもしれないが、場所だけ確認してそのまま置いておく。なるべく自然な位置になるように、静脈をセットする。

2 さて、動脈。皮弁側はすでに外してあるかもしれない。中枢側を外す。ぐいっと力強く入って来たらそのまま皮弁を一周して、静脈に戻って来るまで見ておく。戻るとき、静脈はぷうぅーと張りが増してくる感じになる。
クリップ跡のふくらみがちょっと弱いな、と思ったら、外膜を鑷子でつかんで少々広げるようにしてもよい。

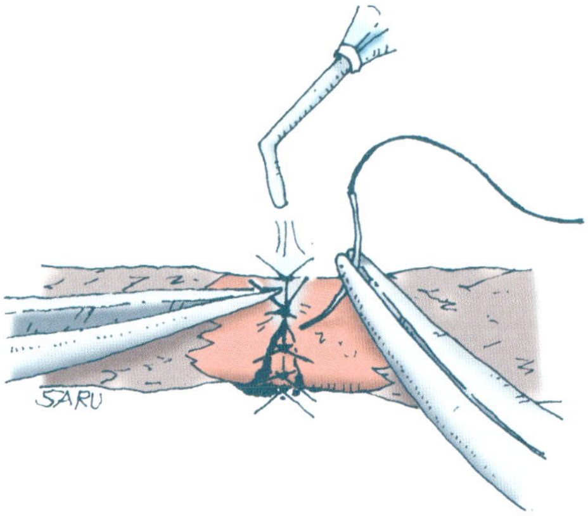

3 1分ほど様子をみて、それでも漏れが続く場合は、縫合を追加する。漏れが多く、どこを縫ったらよいかわからないくらいであれば、再度クリップをかけて、そうでなければ漏れた状態のまま行う。

4 助手にヘパリン生食をかけてもらいながら出血場所を確認し、血管壁の全層にかかるように注意して、ぐっと針を通す。動脈は壁が厚いので、しっかり意識して行う。内膜にかかっていないと、血管壁内に血腫を形成し血栓の原因になることがある。

5 吻合に問題がないようなら、次に動脈と静脈の収まりかげんをみる。つまり吻合するそれぞれの血管の太さや固さが異なるので、吻合部やそれ以外のところで、折れ曲がりやすくなっていたり、あるいは、血管柄が長すぎて蛇行する状態だったりするので、これを調整する。

基本はできるだけ、まっすぐで重なりのない状態を作ることである。また母床に骨などの堅い突起がないかどうかの確認も必要である。さらに、創閉鎖や術後浮腫に伴う圧迫の程度や、術後の患者の首などの動きによる折れ曲がりなどをシミュレーションして、できるだけ、安定する状態を選択する。場合によっては6-0前後の糸で血管径を縫合固定することもあるが、1カ所の固定がかえって屈曲を引き起こす原因となったりもするので、注意する。15分もあれば血餅でまずまず固定されるので、その方が無理がなくよいだろう。

6 すべての調整が終わったら、皮弁の縫合固定などを先に行い、吻合部の閉鎖を最後にする。
最後に、ドレーンが吻合部に当たらないか、血管柄の位置に問題はないか、を確認して創を閉鎖する。

5 臨床での神経縫合

CLINICAL PRACTICE OF NEURAL SUTURE

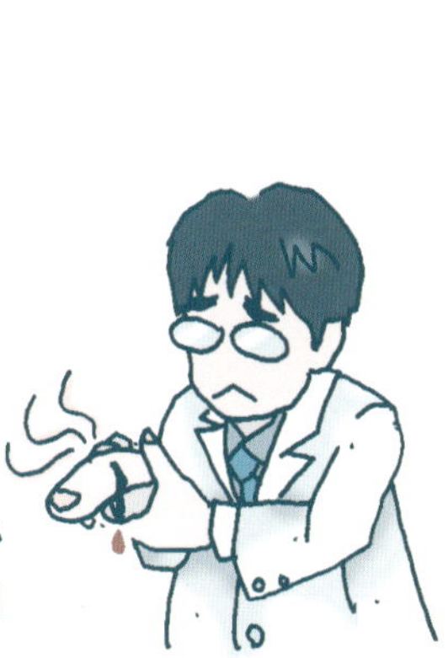

外傷でときどき遭遇する神経断裂。吻合に較べればさほどストレスはないはずです。ちょっとしたコツをつかんでおきましょう。

神経縫合の場合、血管と異なり詰まって再手術ということがないので、多少ストレスは少ない。普段通りのパフォーマンスができると思う。

神経の太さに応じて6-0から9-0くらいの糸で、3～6針ほどかける。

1 準備をする

神経の断端をスパッと切ってリフレッシュする。できれば解剖がわかるような状態にしよう。

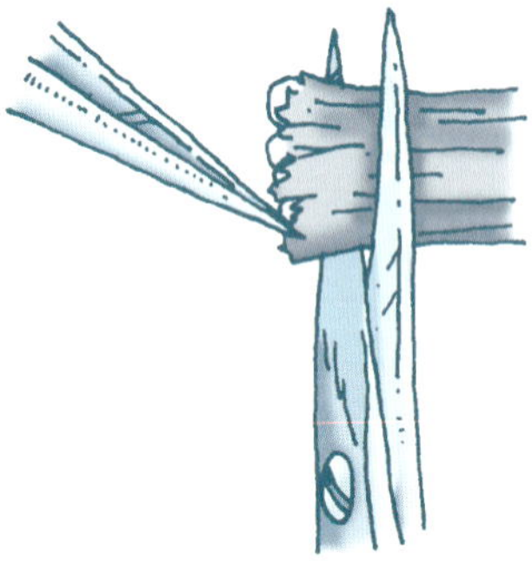

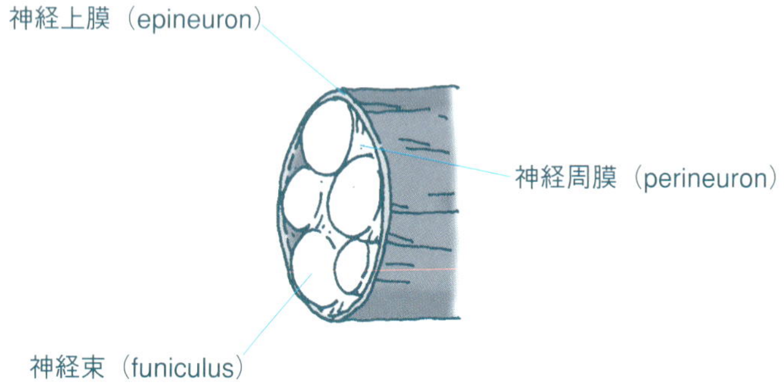

2 神経縫合をする

神経縫合には、神経上膜縫合、神経周膜縫合、神経上膜・周膜縫合がある。

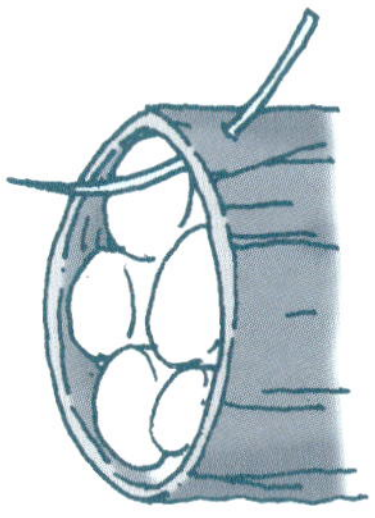

神経上膜縫合（epineural suture）

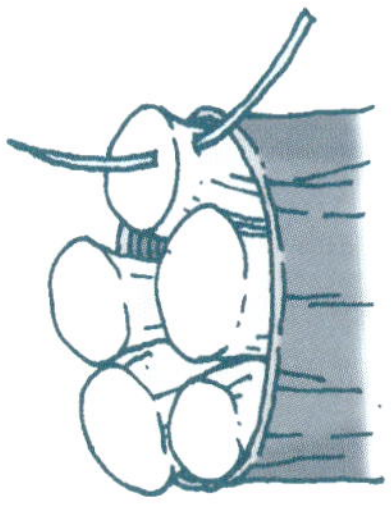

神経周膜縫合（perineural suture）

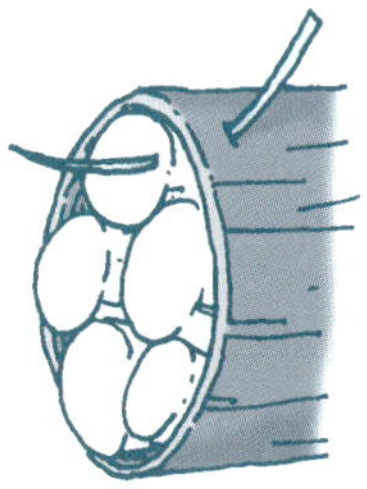

神経上膜・周膜縫合
（epineuro-perineural suture）

神経縫合では、断端を正確に合わせればよいので、状況によって使い分ける。前立腺摘出後の勃起神経再建の神経移植など、術野が深く神経束を確認できないことがあるが、このような場合は、神経周膜はかけず6-0前後の太めの糸で神経上膜縫合を行う。

指神経など細い神経で一般によく行われるのは、神経上膜・周膜縫合である。

■神経上膜・周膜縫合

神経移植や神経付組織移植など断端がフレッシュな場合は、この方法がよい。神経の断端同士を見くらべて、これはと思う神経束を合わせるように、神経上膜から神経束を通して縫う。ぎゅっと押しつける必要はない。ふわっと合っている状態にする。

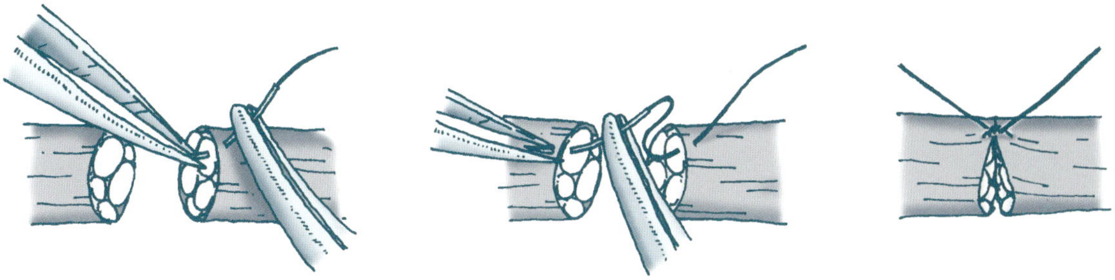

■神経周膜縫合

指神経は神経血管束になっているので、瘢痕に埋もれた神経を剥離する時など、神経上膜が剥がれてしまうことがある。こうした際には神経上膜を縫うことができないので、神経周膜縫合を行う。

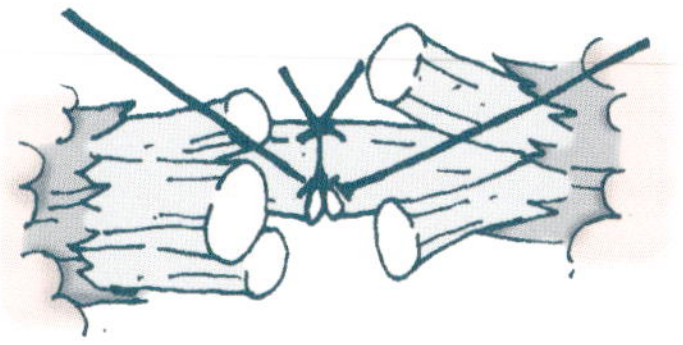

ややもろい神経束を別々に縫うので、それぞれに2～3針縫う。

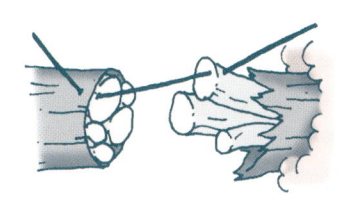

相方の神経上膜が残っている場合は、神経上膜・周膜縫合でもよい。

《著者略歴》

菅原康志《すがわらやすし》（自治医科大学形成外科教授）
1986年香川医科大学卒業後、東京大学形成外科に入局。長庚記念医院（台湾）、Göteborg大学（Sweden）留学を経て、2008年より現職。杏林大学医学部非常勤講師、医学博士。

去川俊二《さるかわしゅんじ》（自治医科大学形成外科助教）
1998年山形大学卒業後、東京大学形成外科に入局。自治医科大学、山梨医科大学、国立がんセンターを経て2006年より現職。

須永《すなが》 中《あたる》（自治医科大学形成外科助教）
2000年東京大学卒業後、東京大学形成外科に入局。静岡県立こども病院、東京大学を経て2004年より現職。

インストラクション・マイクロサージャリー
すぐに役立つ血管吻合の技《テク》　　＜検印省略＞

2009年4月1日　第1版第1刷発行
2010年6月1日　第1版第2刷発行

定価（本体9,000円＋税）

編　著　菅原康志
発行者　今井　良

発行所　克誠堂出版株式会社
〒113-0033　東京都文京区本郷3-23-5-202
電話（03）3811-0995　振替00180-0-196804
URL　http://www.kokuseido.co.jp

印刷・製本　ソフト・エス・アイ株式会社

ISBN978-4-7719-0352-4 C3047 ¥9,000E